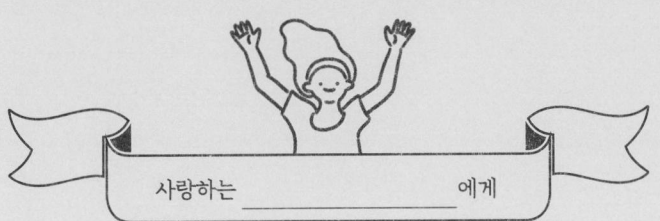

사랑하는 _____ 에게

소녀들을 위한
내 몸 안내서

The Ultimate Puberty Books for Girls Celebrate Your Body (and Its Changes, Too!) by Sonya Renee Taylor

Text ⓒ 2018 by Sonya Renee Taylor

All rights reserved.

First published in English by Rockridge Press, a Callisto Media Inc imprint

Korean translation copyright ⓒ 2019 Humanist Publishing Group Inc.
This Korean translation is published by arrangement with Callisto Media Inc. through Greenbook Literary Agency.

이 책의 한국어판 저작권과 판권은 그린북저작권에이전시 영미권을 통한 저작권자와의 독점 계약으로 ㈜휴머니스트 출판그룹에 있습니다. 저작권법에 의해 한국 내에서 보호를 받는 저작물이므로 무단 전재와 무단 복제, 전송, 배포 등을 금합니다.

Celebrate Your Body
(and Its Changes, Too!)
by Sonya Renee Taylor

소녀들을 위한
내 몸 안내서

소냐 르네 테일러 지음
김정은 옮김

나의 사촌 '냐'에게 그리고 당신에게 이 책을 바칩니다.
모든 소녀들이 당당하게
자신의 몸을 사랑할 수 있는 세상에서
자라게 되길 바랍니다!

머리말

맞춰봐! 지금부터 너에게 일급비밀을 알려줄 거야. 준비됐니? 좋아. 너에겐 몸이 있어. 그것도 아주 멋진 몸! 어떻게 아느냐고? 모든 몸은 굉장하니까, 그리고 그건 비밀이 아니잖아. 소녀들아, 산꼭대기에서 함께 외쳐보자. "꺄아, 내 몸이 최고야!"

멋진 몸의 자랑스러운 소유자로서 넌 네 몸이 변하고 있다는 걸 이미 알아챘을 거야. 변화는 놀라운 일이지만 때론 조금 혼란스럽기도 해. 나이가 들수록 몸이 달라지고 감정과 인간관계도 달라지지. 이 모든 변화 앞에서 궁금한 게 생기는 건 당연한 일이야. 이 책은 사춘기의 불확실한 변화 때문에 생기는 여러 가지 질문들을 해결하는 데 도움이 될 거야.

아직 어떤 변화도 알아차리지 못했다면, 네 몸에 대한 이야기를 더 흥미진진하게 나눌 수 있어. 이상하게 들릴지 모르지만, 난 사람들이 자신의 몸을 이해하고 사랑하도록 돕는 일을 해. 열다섯 살에 또래 교육자가 되어서 반 친구들과 십 대 청소년들이 자신의 몸에 대해 올바른 결정을 내릴 수 있도록 도왔어. 수년 동안 많은 사람이 건강한 삶을 영위할 수 있도록 돕는 일을 직업으로 삼아왔지. 몇 년 전에 난 'The Body Is Not An Apology(몸은 사과할 필요가 없다)'라는 회사를 만들었어. 모든 사람이 자신의 몸을 사랑하고, 최선의 삶을 살아갈 수 있는 세상을 만드는 일을 하고 있단다. 전 세계 사람들에게 모든 신체는 마법 같은 존재라는 걸 알려주기 위해 노력하고 있어.

회사를 세우고 나서 수년 동안, 만 8세부터 만 88세까지 다양한 몸을 가진 사람들이 자신의 몸을 사랑하도록 이끄는 워크숍을 진행했어. 키 큰 몸, 키 작은 몸, 넓은 몸, 마른 몸, 장애가 있는 몸, 다양한 인종의 몸 등 모든 몸은 멋져. 어느 몸도 똑같지 않고, 각각의 몸은 고유한 아름다움과 강력한 힘이 있어. 최근까지 수백만 명의 사람들이 'The Body Is Not An Apology'의 웹사이트를 다녀갔고, 당당하게 자신의 몸을 사랑하는 연습을 했어. 이 책을 읽고 나면 너에게도 변화가 찾아올 거야.

어둠 속에서 사람들이 왜 두려워하는지 아니? 무슨 일이 일어날지 알 수 없기 때문이야. 사춘기 또는 네 몸이 변하는 몇 주, 몇 달, 몇 년이라는 시간 동안 이런 어둠 속에 머물러선 안 돼. 네 몸에 대해 알게 되면 힘이 생길 거야. 몸에서 일어나는 모든 변화를 알고 있다면 너는 네 몸 전문가가 될 수 있어. 이 책을 읽다가 이해가 안 되거나 더 알고 싶은 것이 생기면, 믿을 수 있는 어른에게 질문하렴. 네 몸과 네 삶에 대해 알아가는 넌 아름답고 강하고 똑똑한 소녀란다. 사춘기는 기회야. 네 몸이 훨씬 더 믿을 만하고

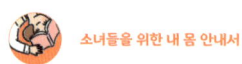

강력하다고 느끼는 시기가 될 거야. 왜냐고? 넌 이미 자기 몸의 전문가가 되어가고 있으니까!

  이 책에서는 네가 겪을 사춘기와 몸의 변화에 대해 토론할 거야. 사춘기(성인기로의 전환을 알리는 정상적인 신체 변화)가 무엇인지에 대한 토론으로 시작해서, 사춘기에 일어나는 작은 신체 변화(이봐, 어떻게 거기 털이 났을까?)에 대해서도 나눌 거야. 그러고 나서 가슴 발달과 월경 같은 더 큰 변화로 이야기를 이어갈 거란다. 건강, 웰빙, 감정, 사생활 보호와 같은 이슈를 어떻게 탐색할 것인가에 대해서도 설명할게. 각 장에서, 네가 이미 알아차린 신체 변화에 대해 주목하고 이러한 변화가 일어날 때 몸을 돌보는 방법에 대해 팁을 공유할 거야. 책 뒤에 있는 용어 해설은 새로운 개념들을 이해하는 데 도움을 줄 거라 믿어.

  사춘기는 새로운 기회들이 가득한 스릴 넘치는 시간이야. 곧 네 몸에 대해서도 더 잘 알게 될 거란다. 어른이 되기 위한 정확한 정보를 갖추고 있을 때, 우리의 굉장한 몸은 우리가 놀라운 삶을 살아가도록 도와줄 거야!

- 소냐 르네 테일러

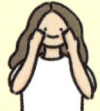

차례

머리말 5

1장 넌 멋져! 10
Fabulous you!

2장 네 몸이 자라고 있어! 24
Your changing body

3장 가슴과 브래지어 50
Breasts and bras

4장 배꼽 아래 66
Below your belly button

5장 월경 78
Your period

6장 잘 먹기, 네 몸에 필요한 에너지 공급하기 102
Feeding and fueling your body

7장 감정과 친구 122
Feelings and friends

8장 가족, 그 외 안전한 공간 134
Family and other safe spaces

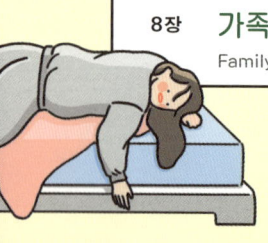

결론 143

감사의 말 144

저자에 대하여 145

추천의 말 146

옮긴이의 말 148

부록

용어 해설 153

참고 자료 157

참고 문헌 163

찾아보기 171

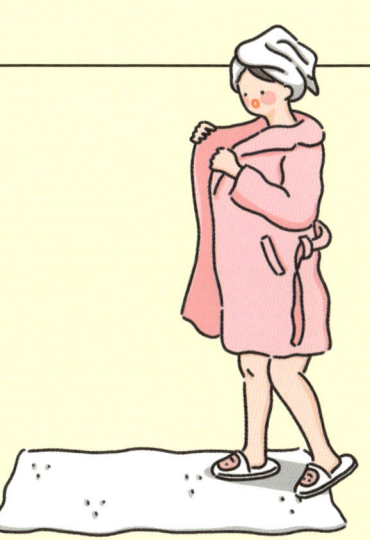

1장 넌 멋져! Fabulous you!

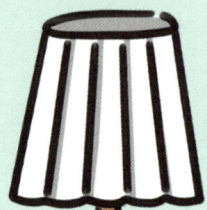

넌 유능하고 자신감 넘치는 소녀야. 어떻게 아냐고? 네가 그 모습으로 이 행성에 왔기 때문이지. 모든 소녀는 외모와 상관없이 강력해. 그리고 멋진 어른으로 성장하는 데 필요한 모든 걸 갖추고 있지. 사춘기에 네 몸에 많은 변화가 찾아오겠지만, 자신이 매우 훌륭한 사람이라는 생각만큼은 변하지 않았으면 해! 여기, 사춘기에 네가 알아야 할 것들을 소개할게.

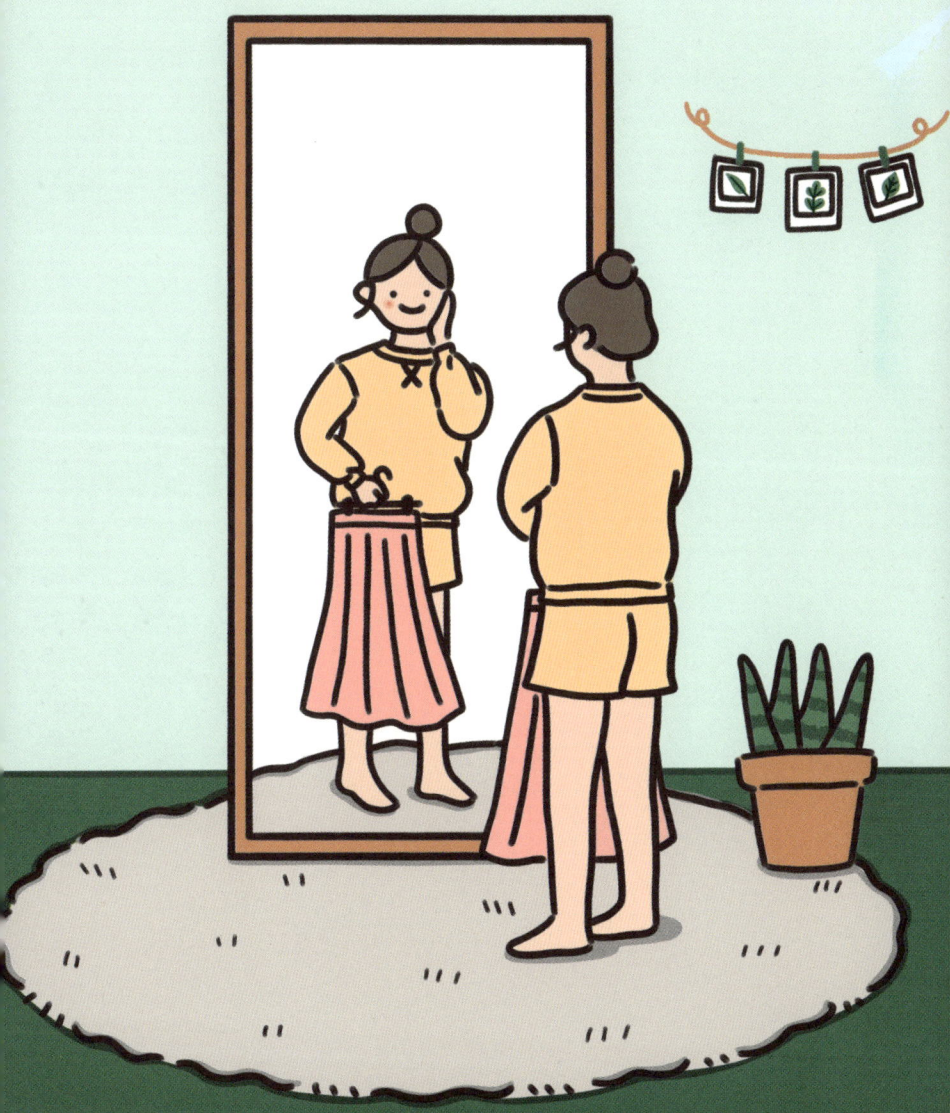

사춘기란 뭘까?

몇몇 어른들은 사춘기를 소녀들이 주인공으로 나오는 영화쯤으로 여기기도 해. 엄마가 딸의 몸에 대해 좋지 않은 말을 하면 딸이 방을 뛰쳐나가거나 눈물을 쏟아내는 영화 속 장면, 본 적 있지? 되게 극적인 상황 말이야!

  이런 과격한 순간이 있을 수 있겠지만, 사춘기란 모든 사람의 모든 몸이 겪는 자연스러운 일이지 절대 드라마틱한 영화가 아니야. 신나는 모험 영화라기보다 흥미진진한 기차 여행에 가까워. 어디로 향하는지 안다면, 사춘기는 훌륭한 여행이 될 거야. 어른이 되기 위해 네 몸이 하는 놀라운 일들을 느끼고 배우는 완벽한 시간이 될 거야.

'사춘기'란?

사춘기의 뜻은 '어른의 몸으로 성장하는 시기. 생식기능이 만들어지는 시기'야. 생식기능이란 아기를 만드는 것, 그래, 어른의 몸이 하는 일을 말해. 사춘기란 언젠가 그 일을 수행하기 위해 몸이 자라는 시기야. 다시 말해 어린아이의 몸에서 어른의 몸으로 성장하는 과정이지. 하룻밤 사이에 일어나는 일이 아니니까 걱정할 필요는 없어. 벌써 네 몸의 변화를 알아챘다고? 사춘기는 몇 년이 걸려. 네가 잘 적응하라고 네 몸은 시간을 들여서 서서히 자라거든. 그러니 이 사춘기 여정을 즐기렴.

예상되는 변화들

소녀들의 사춘기는 대체로 만 8세에서 만 9세 사이에 시작되어서 대략 만 16세까지 이어진단다. 누구는 조금 일찍 시작할 수도 있고 또 누구는 더 늦게 시작하기도 해. 모든 소녀는 저마다 몸이 다르고, 자기 몸에 딱 맞는 시기에 사춘기가 시작되는 거야.

   사춘기엔 많은 변화가 찾아오지. 몇 가지 작은 변화에는 쉽게 적응이 되겠지만 엄청나게 느껴지는 변화도 있을 거야. 하지만 걱정하지 마. 네 몸은 정말 똑똑하니까. 어른으로 성장하는 데 필요한 모든 것을 네 몸은 이미 정확히 알고 있어. 사춘기의 몇 가지 변화를 소개할게.

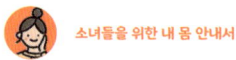
소녀들을 위한 내 몸 안내서

자연의 화학물질

사춘기가 시작되면, 네 몸은 새로운 호르몬을 분비하기 시작해. 호르몬이란 이 시기에 네 몸이 겪을 모든 변화의 시작을 돕는 화학물질이야.

모든 것이 자라고

가장 먼저 눈에 띄는 변화는 네 몸이 자라기 시작하는 것. 키가 커지고 몸매(특히 엉덩이와 다리)가 곡선이 될 거야. 물론 사람마다 다르지만.

가슴도 자라

사춘기 주요 변화 중 하나는 가슴이 자라는 것. 얼마나 빨리, 그리고 얼마나 클지는 너만의 고유한 여정이야. 사람마다 가슴 모양과 크기가 다르거든. 어떤 가슴은 다른 가슴보다 빨리 자라고, 네 가슴이 클 수도 있고 작을 수도 있어. 어느 쪽이든 다 괜찮아. 좋은 가슴 사이즈가 따로 정해져 있진 않으니까. 가슴이 빨리 자라든 천천히 자라든, 네 몸에 딱 맞는 방식으로 자라고 있다는 걸 기억해.

거기에 털이?

겨드랑이와 외음부, 치구(불두덩, 배 바로 아랫부분 생식기 언저리에 있는 불룩한 부분)를 포함해 이전에 털이 없던 몸 곳곳에서 털이 날 거야. 생식기 주위에 난 털을 음모라고 해. 팔과 다리에 두껍고 진한 털이 나도 걱정하지 마. 사춘기 변화 중 하나거든.

흐르도록 둬!
사춘기에 네 몸은 새로운 분비물을 만들기 시작해. 피부에 유분(여드름의 원인이 되는 기름기)이 많아지고, 이전보다 땀도 많아져. 사춘기를 신선하고 깨끗하게 보내는 방법에 대해서는 곧 이야기해줄게. 이 모든 변화가 소녀들 대부분이 사춘기 기차에서 겪는 일이야.

 사춘기의 가장 큰 변화는 바로 월경. 여러 문화권에서 초경은 소녀의 삶에 매우 특별하고 중요한 일로 여겨졌어. 다른 사람들에게는 그저 몸이 하는 재미있는 일 중 하나일 수 있겠지만 말이야. 어떤 소녀들은 속옷에 피를 몇 방울 묻히는 정도로 초경을 겪어. 하지만 초경을 할 때 양이 많아도 괜찮아. 월경혈이 밝거나 진한 빨간색이거나 갈색일 수도 있어. 모든 사람의 몸은 다르기에 초경을 맞는 방식도 사람마다 다르단다.

 월경하기 전이나 월경주기에 속옷에 맑거나 하얀 액체가 묻을 수 있어. 이걸 질 분비물이라고 하는데 전적으로 정상적인 거야. 2장에서 자세히 알려줄게!

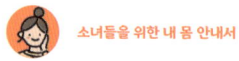

모든 감정을 느껴봐

사춘기에 몸 밖에서 많은 변화가 일어나는 동안, 몸 안에서도 흥미로운 변화가 많이 일어나. 바로 감정의 변화지. 이 시기에 몸에서 만들어내는 호르몬은 어른이 되는 과정에서 책임과 압력을 받을 때, 네 감정을 강화시킬 수 있어. 몸 안에서 그리고 세상에서 일어나는 새로운 일들이 너를 감정적으로 몰고 갈 수도 있어. 또한 분노와 슬픔, 좌절감과 피로를 동시에 느끼기도 할 거야. 자신에게 친절하고 인내심을 가지렴. 네 몸은 엄청난 변화를 겪고 있으니까. 자신을 더 사랑해주길 바라.

> ♥ 너에겐 친구가 있어! ♥
>
> 전 세계에 만 0세에서 만 14세인 소녀가 8억 9900만 명이나 되고 최소 3억 명의 소녀가 사춘기를 겪고 있대. 바로 지금 이 순간에도 너와 똑같은 경험을 하는 소녀가 세계 곳곳에 있다는 말이야. 이 거대한 행성에서 넌 결코 혼자가 아니야.

정상이란 뭘까?

"야, 이거 정상이야?" 사춘기에 몸의 변화를 겪는 소녀가 가장 많이 하는 질문이야. 짧게 대답할게, "당연하지!" 이 중요한 시기에 네 몸은 새로운 감각과 기능을 모두 경험할 거야. 매우 빨리 자란다거나 바뀐 몸을 지켜본다는 게 어색할 거야. 사춘기 변화가 달갑지 않을 수 있어. 그래, 괜찮아.

  몸의 변화가 또래 다른 소녀들과 비슷해도 네 몸에서 일어나는 일이기 때문에 특별해. 이 말은 네 사춘기 경험이 그 자체로 정상이라는 의미야. 실제로, 또래와 다르다 해도 정상이야! 네 몸을 신뢰하고 몸에 귀를 기울일수록, 특별한 관심이 필요한 일이 있을 때 쉽게 알 수 있을 거야. 이 시기에 몸이 아프거나 불편한 데가 있으면, 믿을 수 있는 어른에게 바로 이야기해야 해.

모든 몸은 위대해!

예술가 글렌 말라(Glenn Marla)는 "몸에는 잘못이 없다!"라고 말했어. 이보다 더 진실한 말이 있을까? 사춘기에 어떠한 몸의 변화를 겪더라도, 네 몸은 그 자체로 선물이고 고유하다는 걸 기억해.

  물론, 항상 그렇게 느껴지진 않겠지. 사실, 아래 질문처럼 꽤 어려운 질문을 할 때도 있을 거야.

  "우리 반에서 키가 제일 큰 남자애보다 한 50~60센티미터 더 커도 내 몸이 멋져 보일까?"

  "난 왜 우리 반에서 제일 뚱뚱할까?"

  "다른 여자애들처럼 옷을 입진 않을 거야. 차라리 야구 모자를 쓰고 운동할 거야."

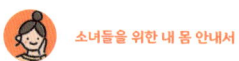

"왜 나만 이상하고 다르게 느끼는 거지?"

이 시기에 네가 어떤 불편한 감정을 느끼더라도, 진실은 하나야. 네 몸은 절대적으로 놀라운 몸이라는 것! 아무도 네가 될 수 없으며, 너다운 것이 너를 그토록 특별하게 만든다는 것! 체형, 키, 피부색과 능력에 있어서, 다른 어떤 것도 너보다 낫지 않다는 것!

♥ 말이 중요해 ♥

넌 알아챘을 거야. 이 책에는 '아름다운'이라는 말이 그다지 사용되지 않았다는 걸. 꽃과 바다, 완벽하게 빛나는 석양처럼 세상에는 아름다운 것들이 너무나 많아. 네 겉모습이 어떤지보다 네가 얼마나 멋진 사람인지 묘사하는 말이 훨씬 더 많아.

똑똑하고, 친절하고, 재미있고, 좋은 친구이고, 열심히 일하고, 땅콩버터 젤리 샌드위치를 잘 만들고 등등. 이러한 말들이 '아름다운'보다 너에 대해 더 많이 알려주잖아. 너 자신을 표현할 완벽한 말은 무엇이니?

성장과 변화

여태까지 살면서 네 몸이 지금처럼 성장한 적이 한 번 더 있었는데, 바로 아기 때였어. 사춘기, 지금은 새로운 성장의 단계를 맞이했지. 네 몸에는 성장을 돌보는 데 필요한 모든 새로운 정보가 있어. 이제, 사춘기 기차가 첫 번째 역을 향해 출발할 거야.

사춘기 첫 신호

사춘기가 시작됐는지 어떻게 알지? 네 몸을 잘 들여다보면 돼. 그러면 힌트를 얻을 수 있어. 겉으로 보이는 변화 전에, 몸속에서부터 많은 변화가 시작돼. 난소가 호르몬을 만들어내면서 변화가

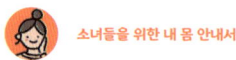

시작될 때라고 네 몸 곳곳에 알릴 거야. 키가 더 크고 몸매는 곡선을 이룰거야. 이 갑작스러운 변화를 '성장 급등'이라고 해. 2장에서 더 자세하게 소개할게.

다음은… 가슴

호르몬은 네 가슴에도 발달의 시작을 알리는 메시지를 보내. 가장 먼저 유두(젖꼭지) 바로 아래가 아프고 민감해지고, 딱딱한 멍울이 생길 거야. 가슴 멍울은 유두 주위의 어두운 부분(유륜이라고 해)을 더 크고 부풀게 할 거야. 가슴 멍울은 가슴 몽우리라고도 하는데, 가슴이 자라는 첫 신호야.

음모

참, 어떤 소녀들은 가슴이 자라기 전에 음모가 먼저 나기도 해. 모든 소녀들의 몸은 달라. 무엇이 먼저이든 네 몸에 가장 완벽한 방식으로 사춘기가 시작된다는 걸 기억해. 처음에는 겨드랑이와 음부에 가늘고 얇은 털이 자랄 거야. 털은 결국 진하고 두꺼워지고 때로는 꼬불거릴 거야. 털을 관리하는 법은 4장에서 소개할게.

월경

가슴이 커지고 음모가 나면, 곧 월경이 시작될 거란 신호야. 만 9~10세에 시작하기도 하고, 만 15~16세에 초경을 하기도 해. 학교에서 월경을 시작한 아이들끼리 수많은 대화가 오고 갈 거야. 하지만 난소는 경주할 수 없고 초경은 경쟁거리가 아니란다. 너에게 가장 적당한 시기에 월경이 시작될 거야.

더 많은 털

사춘기에는 팔과 다리, 음부에 털이 많이 나. 처음에는 가느다랗게 나다가 점점 두꺼워지고 색도 진해질 거야. 만 8~9세쯤 털이 나기도 하고, 월경이 시작될 때 나기도 해. 친구들이 "이런 털을 어떻게 하지?"라며 제모에 대해 이야기할 거야. 면도할까 말까는 네 선택에 달렸어. 2장에서 더 이야기하자.

사춘기 일정표

사춘기 기차는 일정이 정해져 있어. 몸의 변화가 언제 시작되는지 일반적인 일정을 살펴볼 수 있지. 아래 사춘기 기차 일정표를 봐. 하지만 사춘기 기차란 너만을 위한 기차라는 걸 기억해. 일찍 올 수도 있고 늦게 올 수도 있어. 언제 오든, 네 몸에 딱 맞는 시간에 올 거야.

　사춘기 기차는 확고하기 때문에, 준비가 되지 않으면 1초 전이라도 절대 오지 않아. 그러니 오늘은 오늘의 네 몸 그대로를, 내일은 내일의 네 몸을 그대로를 사랑하자.

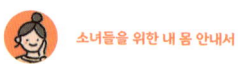

만 7~11세	네 몸은 호르몬을 만들기 시작해. 호르몬은 네 몸 곳곳에 사춘기 시작을 알려.
만 9~14세	가슴 몽우리가 생기고 가슴이 자라기 시작해.
만 9~15세	가슴이 자라고 1~2년 후에 초경을 해. 보통은 만 12~13세 사이에 초경을 하지만, 일부 소녀들은 만 9세에 하거나 만 15세에 하기도 해. 만 16세까지 초경을 하지 않으면, 신뢰할 수 있는 어른과 병원에 가서 검사받는 것에 대해 상의해봐야 해.
만 10~16세	음모가 나기 시작해. 일부 소녀들은 만 7~8세에 음모가 나기도 해. 이 시기에 겨드랑이와 다리에 난 털이 진해지고 두꺼워져.
만 15~16세	이 시기까지 사춘기가 본격적으로 진행돼. 키와 가슴이 어른만큼 자라. 월경주기가 규칙적이라면, 약 한 달에 한 번씩 하게 될 거야. 하지만 많은 소녀가 이 시기에 정기적으로 월경을 하진 않아. 나중에 더 이야기하자.

사춘기 변화율

"털이 얼마나 날까?", "내 가슴은 클까? 작을까?" 같은 질문을 하고 있니? 안타깝게도 답을 알 수는 없어. 네 몸이 사춘기 레시피를 갖고 있거든. 얼마나 빨리 변할지, 변화가 끝나면 어떤 모습일지 오직 네 몸만이 알고 있어. 바로 지금 알아야 할 건 건강한 청년으로 성장할 수 있도록 네 몸과 협력해야 한다는 거야. 네가 사랑하는 몸으로 사춘기를 시작하고 사춘기를 마치기를. 아마도 넌 네 몸을 더 사랑하게 될 거야!

2장 네 몸이 자라고 있어! Your changing body

사춘기가 무엇인지, 사춘기에 어떤 변화를 겪는지 알게 됐어. 이제 이 신나고 놀라운 시기에 네가 겪을 변화의 세부적인 사항들을 파헤쳐보자. 사춘기 변화를 겪는 동안 네가 지녀야 할 가치는 '자신감'과 '힘'이야. 오늘 있는 그대로의 네 몸이 완벽한 것처럼 사춘기 동안, 또 사춘기가 지나간 후 어떻게 변하더라도 네 몸은 완벽할 거야. 이 흥미진진한 변화의 환상적인 세부사항을 속속들이 탐험해보자!

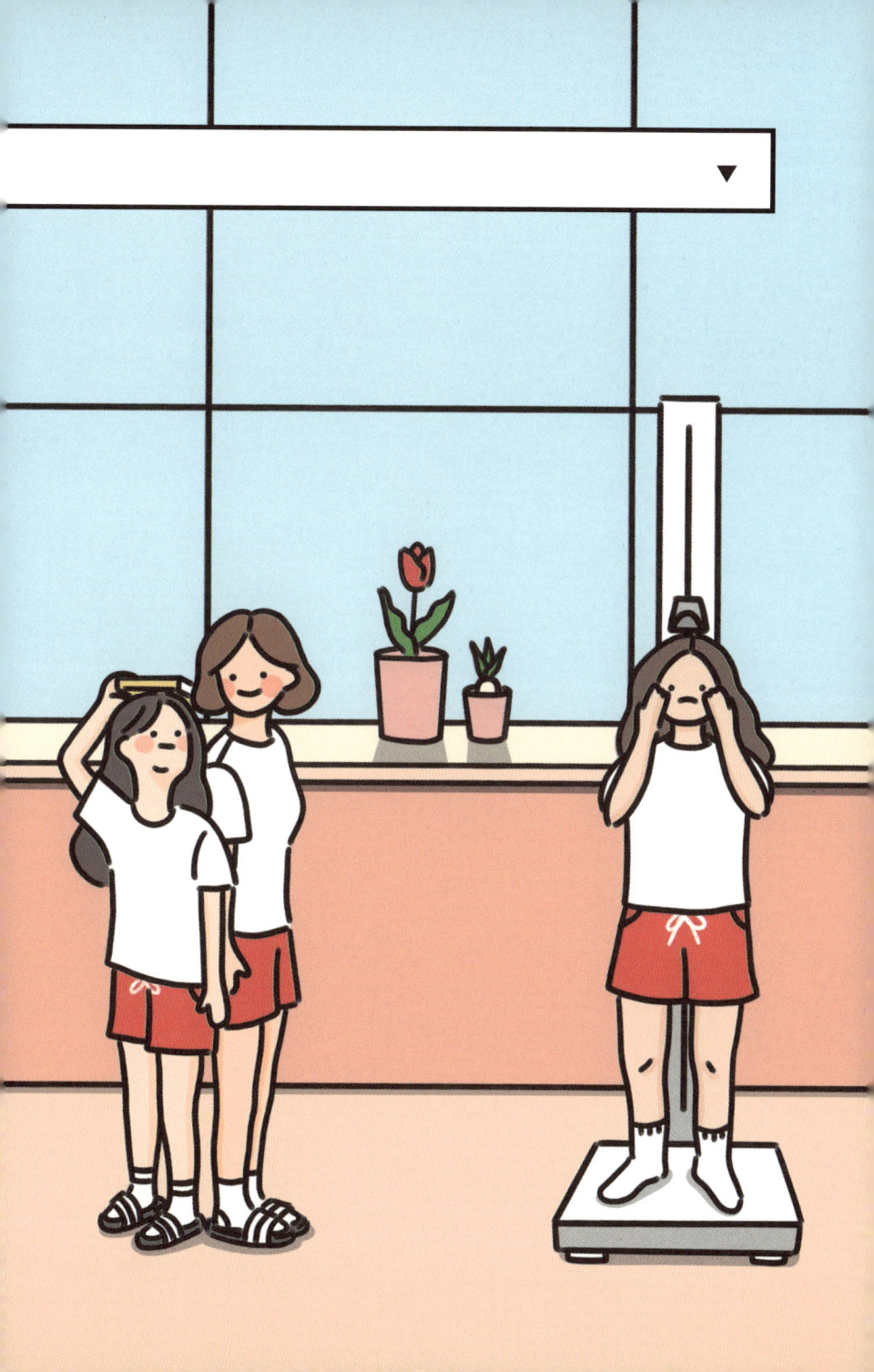

키와 몸무게

1장의 마지막 부분에서 사춘기를 겪은 후에 네 몸이 어떻게 변할지 알 수 있는 방법이 없다고 했지. 그건 오직 네 몸만 알고 있다고 말이야. 네 몸이 그 비밀 정보를 어떻게 아냐고? 한마디로 '유전자' 때문이지.

  사람은 유전자를 갖고 태어나. 유전자는 네 몸에 어떤 특징이 있는지, 사춘기가 지나고 어떻게 변할지에 대한 정보를 가지고 있어.

  키가 작든 크든, 몸무게가 덜 나가든 더 나가든, 네 눈이 매혹적인 갈색이든 마음을 사로잡는 녹색이든, 이 모든 것을 유전자가 결정해. 지구상에 있는 모든 사람은 유전자 세트를 지니고 있어. 유전자 세트는 사람마다 달라.

모든 사람이 자신만의 유전자 세트를 가지고 있지만, 때때로 가족과 같은 유전자를 갖고 있기도 해. 이걸 알면 사춘기 이후 우리 몸이 어떻게 변할지에 대해 작은 단서를 찾을 수 있어. 가족 구성원 중에 키가 작은 여성이 많다면, 네 키가 작을 가능성이 있어. 털 색깔, 가슴 크기, 몸무게도 마찬가지야.

하지만 네 몸이 네 가족 구성원의 몸과 같을 거라고 100퍼센트 보장할 순 없어. 네 유전자는 일급비밀 레시피를 갖고 있어서 네 몸을 특별하게 만들 거거든.

성장 급등

사춘기에 네 몸은 점점 더 자라고 더 강해질 거야. 자라는 속도도 평소보다 훨씬 빨라진단다. 이 급격한 성장을 '성장 급등'이라고 해.

이 시기에 팔, 다리, 손, 발 모두 커질 거야. 어쩌면 갑자기 길어져 어색한 다리로 움직이는 법을 배우는 아기 기린처럼 느껴질 수도 있어. 무척 사랑스러운 아기 기린처럼, 너도 곧 너의 성장을 느끼기 시작할 거야.

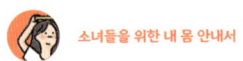

얼마나 빨리, 얼마나 클까?

앞으로 4~8년 동안 성장은 계속될 거야. 이 성장 급등의 시기에 사춘기의 다른 변화도 찾아온단다. 예를 들어, 소녀의 약 85퍼센트가 첫 성장 급등기 후 가슴 몽우리가 생겨. 그다음엔 대개 음모와 여드름이 나지.

이러한 변화를 겪고 나서 그리 오래 지나지 않아 성장기를 통틀어 가장 많이 자라는 시기인 '두 번째 성장 급등'을 겪어. 이때 대부분은 몇 달 만에 5~6센티미터씩 자라기도 해.

대체로 월경을 시작한 후 '세 번째 성장 급등'이 이루어져. 이 시기에 3~5센티미터 정도 더 자라는데, 7센티미터 넘게 더 자라는 경우도 드물진 않아.

아얏! 아플까?

걱정하지 마. 네 몸은 준비돼 있으니까. 성장하는 동안, 일부 소녀들은 소위 '성장통'을 경험해. 성장통은 실제로 성장의 결과로 생기는 것은 아니고(뼈의 성장은 잠을 자는 동안 이루어지거든), 네 근육에 찾아왔다 사라졌다 하는 일반적인 통증이야.

의사들은 성장통의 원인이 무엇인지 밝혀내지 못했어. 하지만 자기 전에 스트레칭 같은 운동을 하면 어느 정도 불편함을 해소하는 데 도움이 될 거야.

충분히 자고 운동하고 좋은 음식을 먹으면 성장통을 포함해 사춘기의 불편한 부작용을 줄이는 데 도움이 돼. 건강한 습관에 대해서는 나중에 더 이야기할 거야. 지금은 성장하는 몸이 성장통을 느끼는 건 자주 있는 일이라는 것만 알아두자. 그러나 무릎, 발목 또는 팔꿈치 등 관절에 심각한 통증이 있으면 곧바로 어른에게 알려야 해.

척추옆굽음증, 어른에게 물어봐

사춘기를 겪으면서 네 몸에 대해 새로운 것들을 많이 알게 될 거야. 대부분은 십 대 소녀들이 겪는 전형적인 변화지만, 가끔 네 몸이 너에게 심각하게 경고하는 문제도 생길 수 있어. 이런 경우에는 믿을 수 있는 주변 어른에게 꼭 알려야 해.

일부 청소년들은 몸이 빨리 자라면서 척추가 곧게 자라지 않고 S자처럼 휘어지기도 해. 이런 경우를 '척추옆굽음증'이라고 하는데, 어깨가 한쪽으로 기울거나 한쪽 어깨가 다른 쪽 어깨보다 높아 보여서 쉽게 알아차릴 수 있지. 학교 보건실이나 소아청소년과에서 척추 검사를 받을 수 있어.

대부분 척추옆굽음증은 가벼운 정도여서 치료가 필요하지 않지만, 몇몇 경우는 도움이 필요해. 척추옆굽음증에 대해 더 자세히 알고 싶으면 학교 보건 선생님, 의사 선생님 또는 다른 믿을 수 있는 어른과 꼭 상담해보도록 해.

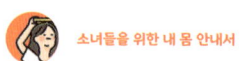

> ♥ 칼슘이 필요해 ♥
>
> 성장 급등기에 건강하고 튼튼한 뼈 성장은 특히 중요한 일이야. 가장 좋은 방법은 식단에 칼슘이 충분히 있는지 확인하는 거야. 칼슘은 뼈를 강하게 만드는 무기질인데, 부족하면 나중에 뼈에 심각한 질병이 생길 수 있어. 의사들은 만 9세에서 만 18세 사이 여성에게 매일 4인분의 고칼슘 식품과 음료 섭취를 권장해. 칼슘 함량이 높은 우유를 마시는 건 뼈에 칼슘을 공급하는 간단한 방법이야. 하지만 유일한 방법은 아니야. 케일, 브로콜리 같은 녹색 채소와 요구르트, 정어리에도 칼슘이 풍부해.

체형과 체중 변화

체형과 체중 변화는 사춘기 기차가 잠시 머무르는 정차역이야. 여기 있는 동안 네 몸은 이미 자신이 어떻게 자랄지 알고 있다는 걸 반드시 기억하렴. 잘 돌보고 아껴주면 네 몸 스스로 가장 좋은 몸이 되려고 애쓸 거야.

소녀들의 몸에는 이래라저래라 요구사항이 많이 붙어. 이렇게 저렇게 되어야 한다는 주문 같은 거 말이야. 음, 그런데 그런 말들은 어리석어. 왜냐하면 우리 몸은 다른 몸처럼 보일 필요가 없는 고유한 것이니까.

앞에서 우리는 사춘기 이후 몸의 변화를 결정하는 건 유전자라고 이야기했어. 유전자는 체형을 결정해. 어쩌면 너는 이모처럼 키가 작고 날씬하거나 할머니처럼 키가 크고 통통할 수 있어. 유전자는 네 몸의 일급비밀 정보를 모두 갖고 있거든. 다른 사람들처럼 키가 자라고 체중이 늘더라도 여전히 그 사람들과는 다른 고유한 특징을 갖고 있다는 의미야.

사춘기 동안 네 엉덩이와 허벅지 주위는 부드러운 곡선 형태가 될 거야. 허리가 점점 가늘어지고 팔 주위에는 살이 붙지. 체중과 체형의 변화는 일반적으로 키 성장과 동시에 이루어져. 키가 자라면서 자연스럽게 체중도 늘 거야. 또한 가슴이 자라면서 체중 증가에 영향을 줄 거야. 사춘기를 건강하게 보내는 가장 좋은 방법은 몸에 좋고 신선한 음식을 먹어서 네 몸을 건강하게 하는 거야.

지방이 있어야 할 곳에 지방을!

'지방'을 다른 사람을 놀리거나 수치스럽게 만드는 용도로 사용하는 사람들이 있어. 그들은 모든 몸이 좋다는 걸 잊어버린 게 분명해. 이처럼 '지방'은 나쁜 평가를 받아. 이건 정말 끔찍한 일이야. 모든 사람에게 지방은 꼭 필요하거든. 사춘기에 건강한 몸으로 성장하기 위해선 근육과 체지방을 키울 필요가 있어. 어떤 몸은 다른 몸보다 더 무겁기도 해. 이건 자연스러운 일이야. 네 몸이 사춘기를 잘 겪기 위해 지방은 꼭 있어야 해.

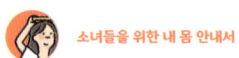
소녀들을 위한 내 몸 안내서

지방이 왜 그렇게 중요하냐고? 음, 뇌가 생각하고, 내부 장기들이 일을 하고, 털이 자라고, 눈이 보이고, 몸이 더 많은 일을 하도록 지방이 돕거든. 지방이 없으면 네 몸은 사춘기를 치를 에너지가 없어.

우리 몸이 지방을 너무 많이 잃으면 뼈가 약해지고, 털이 손상돼 윤기가 없어지며, 심지어 장기가 제 기능을 못 하는 등 네 몸에 여러 가지 문제가 생길 수 있어. 그러니 지방을 나쁘게 생각하지 말자!

네 몸 받아들이기

텔레비전이나 잡지 광고가 소녀들에게 지방을 나쁘게 인식시키는 것처럼, 가슴이 크고 몸매가 굴곡져야만 진짜 소녀라고 부추기는 메시지도 있어. 물론, 말도 안 되는 소리란 걸 잘 알고 있을 거야. '진짜' 소녀란 건 어디에도 없어. 네가 소녀라고 느끼면, 넌 소녀인 거야!

특별히 널 위해 만들어진 네 유전자는 너를 크게도 작게도 마르게도 하겠지. 날씬한 소녀나 통통한 소녀나 똑같아. 다른 몸보다 나은 몸 같은 건 없어. 무슨 일이 있어도, 네 몸은 너를 위해 완벽하게 의도된 몸으로 자라고 있으니까!

♥ 다이어트? 하지 마! ♥

다이어트는 나빠. 하지만 우리는 여전히 텔레비전이나 잡지에서 매일 다이어트 광고를 봐. 그런데 궁금하지? 다이어트가 좋지 않은데, 왜 사람들은 계속 다이어트하라고 할까? 짧게 대답할게. 돈 때문이야. 광고를 만들고 다이어트 제품을 파는 사람들은 필요하지도 않은 제품을 사라고 설득해서 돈을 많이 벌겠지.

사춘기에 필요한 필수 영양소 섭취를 막기 때문에 다이어트는 소녀들에게 특히 더 나빠. 몸 건강이 염려되면, 학교 보건 선생님이나 의사 선생님을 찾아야 해. 심장, 폐, 혈압 등 건강과 관련된 다른 증상을 검사해줄 거야. 또 건강 정보를 제공하는 웹사이트가 있으니 참고하렴. 이 책의 뒷부분에 몇 가지를 소개해두었어.

털과 피부의 변화

체형과 체중이 변하는 것처럼 몸의 다른 부분에도 변화가 시작될 거야. 다음 몇 가지 변화를 소개할게.

여기저기에 털이

털이 얼마나 자라고 색깔이 어떨지도 유전자가 결정해. 유전자는 정말 몸의 대장이야. 그치? 유전자에 의해 결정되니까 네 외모가 어떻게 보일지 고민하기보다는 네 털과 피부를 잘 돌보는 훌륭한 방법에 대해 더 많이 생각하는 게 좋아.

머리카락

탄력 있고 찰랑거리는 긴 머리카락을 흩날리는 광고를 믿지 마. 대부분의 머리카락이 그렇진 않아. 머리카락도 소녀마다 다 달라. 짧거나 길고, 가늘거나 두껍고, 부드럽거나 거칠고, 곱슬곱슬하거나 쭉 뻗고, 갈색, 적색, 검은색, 금발, 밤색, 적갈색, 황금색 등 끝이 없이 다양해.

　머리카락 종류가 많은 만큼, 머리카락을 관리하는 방법도 다양해. 예를 들어, 가늘고 곧은 머리카락에 유분기가 많으면, 매일 머리를 감아야 해. 곱슬머리인데 쉽게 건조해지면, 머리를 감을 때 비듬(두피의 죽은 피부)이나 머리카락 손상이 생길 수 있어. 이런 경우는 일주일에 한 번 정도 머리를 감는 게 좋아.

　네 머리카락이 어떻든, 매일 깨끗하게 빗어야 해. 마음에 드는 샴푸와 컨디셔너를 찾기 위해 몇 번 시도할 순 있지만, 돈을 많이 쓸 이유는 없어. 비싸다고 꼭 더 좋은 건 아니니까. 유튜브에 천연 헤어케어 동영상(이 책의 뒷부분에 링크를 정리해놓았어)이 많아. 머리카락을 잘 관리하는 데 도움이 될 거야.

털, 털, 털

보통 사춘기 첫 신호로 소녀들의 가슴에 몽우리가 생기지만, 소녀 중 약 15퍼센트는 사춘기 첫 신호로 음모가 나. 거의 모든 사람에게 털이 나는데, 얼마나, 또 어디에 나는지는 사람마다 달라.

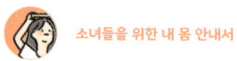

음모는 우리 몸에 나는 다른 털과 대체로 비슷해. 머리카락이 연하면 몸에 난 털도 연한 색일 테고, 머리카락이 진하면 몸에 난 털도 진한 색일 거야. 두껍거나 얇거나 가늘거나 거칠거칠하거나… 머리카락을 보면 네 털 유전자를 짐작할 수 있어.

하지만 어디에?
겨드랑이와 다리 사이, 치구에 처음 털이 나고, 팔과 다리에도 가는 털이 나고, 가끔 소녀들의 가슴에 털이 조금 나기도 해. 때때로 입술 위, 등, 턱에도 털이 나. 네 몸 어디에라도 털이 나는 건 정상이야! 인간은 포유동물이고 모든 포유류는 털이 나거든.

면도할까? 말까?
이미 많은 사람이 면도하는 걸 알고 있을 거야. 면도를 하거나 안 하거나는 네 선택에 달렸어. 무얼 선택하건 털이 나는 건 사춘기의 매우 자연스러운 현상이야. 네가 원하지 않는다면 털을 절대 없앨 필요가 없다는 걸 기억해.

면도는 일종의 다이어트와 같아. 회사는 제모 제품을 사도록 설득해서 돈을 많이 벌어들이겠지. 네가 지금 면도를 시작해서 앞으로 계속 면도 크림과 면도기를 사길 바랄 거야.

어떤 사람들은 몸에 냄새가 나는 걸 막으려고 겨드랑이를 면도하기도 해. 사춘기에 분비되는 새로운 호르몬은 몸에 땀을 더 나게 만들어. 땀에는 냄새가 없지만, 겨드랑이나 다리 털에 있던 박테리아가 땀과 섞이면 냄새가 조금 날 수 있어. 면도가 몸의 냄새를 없애는 유일한 방법은 아니야. 몸의 냄새를 관리하는 여러 가지 방법에 대해서는 나중에 더 이야기할 거야.

  네가 면도를 하기로 했다면, 좋은 면도기와 수분 면도 크림을 찾을 수 있게 주변의 선배나 어른에게 도움을 받아보자. 면도한 부위에 작은 돌기나 발진이 생기는 걸 피하려면 새 면도날인지 확인해야 해. 그리고 면도한 부위에서 다시 털이 자라는 동안, 그 부위가 종종 가렵다는 걸 잊지 마.

네 몸을 감싸는 피부

몸 전체에서 가장 큰 조직이 피부라는 거 알고 있니? 머리부터 발끝까지 네 몸을 감싸고 있잖아. 사춘기 피부에는 주의가 약간 필요해. 하지만 걱정하지 마. 피부 건강의 핵심은 간단하거든. 피부에 물과 휴식 그리고 좋은 음식을 주는 거야.

여드름과 블랙헤드

"아, 여드름 나면 어떡하지?" 여드름은 사춘기 소녀들의 걱정거리 중 하나야. 이걸 꼭 알아둬. 사춘기를 여드름과 여드름 크림으로 불행하게 보낼 필요가 없다는 것. 이 시기에 여드름이 날 수

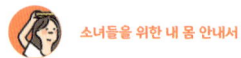

있지만, 피부 관리를 위한 좋은 습관을 들인다면 여드름을 최소로 줄이는 데 도움이 될 거야.

여드름이 사춘기의 상징이긴 해. 많은 사람이 사춘기에 여드름이 나니까. 몸에서 사춘기를 알리는 호르몬이 만들어지기 시작하면, 유분도 더 많이 만들어져. 이 유분은 땀과 먼지와 섞여서 모공을 막고, 모공이 막혀서 여드름과 블랙헤드가 되는 거야.

매일 부드러운 세안제로 세수하고 보습제를 바르면 여드름의 원인이 되는 박테리아를 대부분 없앨 수 있어. 블랙헤드가 심각하면 약국에 가서 약 성분이 포함된 여드름 크림을 사는 것도 좋은 방법이야. 이때 유분과 비누 성분이 없는 걸 찾아야 해. 그게 네 피부에 잘 맞을 거야.

가끔 약국에서 파는 여드름 크림으로 치료할 수 없는 심각한 블랙헤드가 생길 수 있어. 여드름 때문에 너무 힘들다면 망설이지 말고 피부과에 가야 해. 의사 선생님이 더 강한 약을 처방해서 여드름과 블랙헤드를 치료해줄 거야.

♥ 너에겐 친구가 있어! ♥

성장기에 여드름이 나는 건 일반적인 현상이야. 십 대 청소년의 85퍼센트가 여드름이 나거든. 그래 맞아. 거의 모든 사람에게 여드름이 난다는 말이지.

햇빛은 적당하게

모든 사람의 피부에 햇빛이 필요하지만, 그 양이 얼마인지는 피부 유형에 따라 달라. 태양 광선은 우리 몸에 꼭 필요하지만 그 양이 너무 많으면 어떤 피부에는 위험할 수 있거든. 피부색이 옅으면 햇빛이 피부에 쉽게 침투하기 때문에 화상을 입을 수 있어. 그러니 항상 자외선 차단제를 발라야 해. 자외선 차단제를 바르지 않고 햇빛에 오랜 시간 피부를 노출하면, 피부색에 상관없이 피부암 같은 심각한 질병을 얻을 수도 있어.

자외선 차단제가 30SPF(자외선 차단 지수) 이상인지 방수가 되는지 확인해야 해. 수영을 하지 않더라도 땀을 흘릴 수 있고, 땀에 자외선 차단제가 씻겨 나가면 안 되니까.

피부색이 짙으면 태양 광선이 피부에 침투하기 어려워서 햇빛에 화상을 입을 가능성이 작지만, 햇볕으로부터 얻는 영양소, 특히 비타민 D를 흡수하기 좀 어려울 수 있어. 그래서 햇볕을 더 자주 쬐어야 해. 피부색이 진하지 않더라도 종교나 문화 때문에 히잡이나 스카프를 둘러야 한다면, 따로 햇볕을 쬘 기회를 찾아야 해. 네 몸이 고마워할 거야!

너의 색깔

사람들은 모두 피부색이 달라. 피부색은 옅은 핑크에서 진한 갈색까지 수백 가지가 넘을 거야. 사람마다 피부색이 다른 이유는

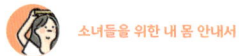
소녀들을 위한 내 몸 안내서

그들 조상이 어디에서 왔는지에 따라 다르기 때문이지. 네 할아버지의 할아버지의 할아버지의 할아버지가 유럽처럼 추운 지역 출신이라면, 네 피부색은 옅을 거야. 너의 조상이 아프리카와 중동, 또는 사모아와 푸에르토리코처럼 따뜻한 지역 출신이라면 네 피부는 짙을 가능성이 커.

  어떤 사람들은 피부색을 바꾸려고 돈과 시간을 많이 들이기도 해. 어떤 소녀들은 황갈색 피부를 만들기 위해 선탠을 하고, 또 다른 소녀들은 피부를 하얗게 만들기 위해 미백 제품을 사서 바르지. 하지만 지속적인 선탠이나 미백은 피부에 해로워. 네 본연의 피부색이 가장 멋지다는 건 이제 두말할 필요도 없겠지!

돌기, 물집, 사마귀… 괜찮아!

사춘기에 우리 몸은 새롭고 특이하고 놀라우면서 조금 이상한 일들을 자꾸만 벌여. 우리 몸에 잠들어 있던 바이러스가 깨어나 여러 가지 증상과 징후를 드러내기 시작해. 이 또한 사춘기 여행의 여정이야. 때때로 돌기가 없던 팔다리 곳곳에 자잘한 돌기가 나기도 해. 이 좁쌀 여드름 같은 돌기들은 인유두종 바이러스(HPV)에 의한 사마귀일 수 있어. 인유두종 바이러스는 피부 접촉에 의해 전염되는데, 바이러스가 몸 안에 존재해도 당장 증상이 나타나지 않을 수 있어. 몸에 사마귀가 났을 때, 터트리거나 긁거나 문지르면 안 돼. 그러면 긁은 자리를 따라 더 퍼질 수 있거든.

어른에게 이야기해서 사마귀를 없애는 약 처방을 받아야 해. 생식기 부위에 사마귀가 있는 경우엔 신뢰할 수 있는 어른과 함께 병원을 찾아서 진료를 받도록 해.

단순포진 바이러스(HSV-1)는 때때로 우리 몸에 조용히 달라붙는 나쁜 바이러스야. 이 바이러스는 주로 입 주변과 입술에 물집, 즉 입술 포진을 일으켜. 입술 포진 또한 전염성이 있어서 터트리거나 만져선 안 돼. 바이러스는 항상 우리 몸에 살고 있기 때문에 수년에 걸쳐서 물집이 생겼다가 없어졌다가를 반복할 거야.

입술 포진이 있는 사람과 립스틱이나 립밤, 칫솔, 또는 음료를 공유해선 안 돼. 그래야 바이러스에 감염되거나 물집이 자주 생기는 걸 피할 수 있어. 또한 햇빛에 과도하게 노출되거나 스트레스받는 일, 오렌지와 레몬 같은 산성 음식도 피해야 해. 이건 입술 포진을 더 자주, 심하게 나게 하거든. 약국에서 치료제를 사서 입술 포진에 바르면 빨리 나을 거야. 입술 포진이 자주 생기고 아프면 피부과를 찾아서 약을 처방받도록 하자.

냄새를 맡아봐

밖에서 뛰어놀다 집에 들어와서, "앗 이게 무슨 냄새야?"라고 한 적 없니? 네 몸에서 냄새가 나는 걸 느낀 적 있을 거야. 새 호르몬이 분비되고 겨드랑이와 발, 다리 사이에 새로운 땀샘도 생겼다는 걸 기억해. 이 조합 때문에 때때로 약간 냄새가 나기도 해.

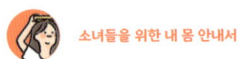

이것도 사춘기의 일반적인 특징이야. 위생적으로 잘 관리하면 장미 향이 날 수도 있어!

너는 매일 땀을 흘리고 박테리아를 만들어. 그래서 매일 몸을 씻어야 해. 겨드랑이와 발, 성기에 특별히 주의를 기울여야 해. 겨드랑이에서 냄새가 나는 걸 막으려고 여러 종류의 방취제나 땀 억제제를 사보기도 해.

방취제는 땀이 나는 걸 막진 못하지만, 땀에서 냄새가 나는 건 막아줘. 하지만 너무 많이 쓰면 안 돼. 많은 사람이 방취제의 화학물질에 민감하거든. 땀 억제제는 몸에 땀이 나지 않도록 도와주지만 겨드랑이에만 사용해야 해. 땀은 우리 몸에서 필수 기능을 담당하고 있어서 땀이 없으면 열이 나거나 심지어 몸이 아플 수도 있어.

내 몸을 위한 기본 원칙

몸이 자라고 변화를 겪을 때, 몸을 잘 보살피는 데 집중할 필요가 있어. 몸을 돌보는 건 네 몸을 사랑하는 가장 좋은 방법이야. 너와 너의 몸이 훌륭하고도 좋은 친구가 되게 도와주는 몇 가지 기본 원칙을 알려줄게.

오래도록 미소 지으려면

성장이란 유치가 빠진 자리에서 거대한 어금니가 자라는 것과 같아. 그래, 거대하진 않지만, 유치가 빠지고 영구치가 나면 그 영구치를 평생 사용해야 해. 진짜야. 그래서 지금이 가장 중요한

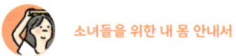

시기라는 거야.

네 이를 건강하고 강하게 유지하려면 매일 최소 두 번은 양치질해야 하고 밥 먹고 나서는 치실을 꼭 사용해야 해. 양치질과 치실질을 제때 하지 않으면 이에 치태와 치석이 생길 거야. 한동안 이를 닦지 않으면 입안에 숨어 있던 박테리아가 자라서 이 표면을 뒤덮는 거친 막을 만드는데, 이걸 치태라고 해. 오래 두면 박테리아가 입 냄새와 치석 같은 다른 문제를 일으킬 수 있어. 치석은 치태가 쌓여서 단단해진 거야. 치석은 이를 누렇게 만들고 충치의 원인이 돼.

치태를 제거하고 치석이 만들어지는 걸 막으려면 최소 2분을 꽉 채워서 칫솔질해야 해. 청량음료와 주스, 사탕같이 단 음료와 음식을 피해야 치아를 강하게 유지할 수 있어. 달콤한 음식은 충치의 주범이야.

적어도 1년에 한 번은 치과에 가서 치아 클리닝을 받고 치아 교정기나 다른 치료가 필요한지 전문적인 진료를 받아야 해. 이러한 습관을 평생 유지해야 해(그래야 오래도록 이를 건강하게 유지할 수 있어).

치아 교정기

사춘기가 시작될 때, 치아 교정기가 필요하다고 느낄 수 있어. 이가 곧게 자라지 않거나, 이가 너무 크거나 작아서 말이야. 치아 교정기는 역사가 꽤 길어. 요즘 치아 교정기는 금속이나 보이지 않는 세라믹으로 만들어졌어. 잠잘 때만 착용하는 것도 있고 심지어 어떤 건 멋진 색깔 고무 밴드가 있어서 네가 직접 빼낼 수도 있지. 치아 교정기도 꽤 괜찮아. 꼭 필요한 경우라면, 치과 의사가 너에게 교정 전문의를 만나보라고 권해줄 거야.

귀, 눈, 손톱 관리

사춘기가 시작되면 치아뿐만 아니라 신체 다른 부분에도 약간의 관리가 필요해.

피어싱

귀걸이 좋아하니? 아마도 귀는 이미 뚫었을지도 모르겠구나. 아니면 친한 친구처럼 멋지고 새로운 귀걸이를 해야겠다고 생각하고 있을 수도 있고. 하지만 귀나 신체 다른 부위에 구멍을 뚫는 건 사소한 일은 아니야. 피어싱은 멋져 보이지만 제대로 뚫지 않으면 위험한 감염을 일으킬 수 있거든. 전문가에게 피어싱을 받는 게 매우 중요해. 매번 새 바늘을 사용하는지, 다른 사람에게 사용했던 장비는 아닌지, 모든 것이 잘 소독되었는지도 확인해야 해.

　귓바퀴를 뚫는 건 그리 아프지 않고 꽤 빨리 아물지만, 모든 신

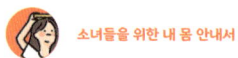

체 부위가 꼭 그렇지만은 않아. 네 몸의 어떤 부분은 상처가 아무는 데 시간이 오래 걸리거나 다른 부분보다 더 쉽게 감염되기도 하거든. 피어싱하기 전에 먼저 어른에게 알려야 해. 만 16세 또는 만 18세 미만 청소년(거주 지역에 따라 다름)이 부모 허락 없이 피어싱하는 건 법률 위반이야.

눈 관리는 이렇게

마호가니 갈색이든, 아쿠아 그린 색이든, 햇빛 아래 오렌지 빛깔이 반짝이는 푸른색이든, 네 눈은 관리와 세심한 주의가 필요해. 아이섀도와 마스카라를 가지고 재미있게 놀 순 있지만, 조심하지 않으면 눈이 손상될 수 있어. 눈 화장을 하면, 매일 밤 자기 전에 순한 아이 메이크업 리무버로 닦아내고 따뜻한 물로 씻어야 해. 화장을 지우지 않고 자는 건 피부에 나쁠 뿐만 아니라 눈 건강에도 좋지 않아.

 다른 신체 부분과 마찬가지로, 사춘기에는 안구도 자라고 있다는 걸 잊지 마! 급속한 눈 성장은 근시 같은 시력 문제를 일으킬 수 있어. 근시는 가까이에 있는 건 잘 보여도 멀리 있는 건 선명하게 보지 못하는 거잖아. 먼 거리에 있는 물체가 흐릿하게 보이거나 눈을 가늘게 뜨고 봐야 한다거나 자주 머리가 아프면, 근시가 생겼다는 신호일 수 있어. 어른에게 말하고 안과에 가서 시력 검사를 받아야 해.

근시는 안경이나 콘택트렌즈로 교정할 수 있어. 네 나이에는 안경이 좋겠구나. 안경은 훌륭한 패션 아이템이기도 하잖아? 멋지게 연출해봐! 물방울무늬나 줄무늬가 있는 안경테도 좋고, 핫 핑크 아니면 검은 안경테도 무난하지. 네가 뭘 고르든, 안경은 너를 재미있고 매력적인 사람으로 표현할 수 있는 좋은 방법이야!

손, 발, 손톱 관리는 이렇게

사춘기 기차의 여러 흥미로운 볼거리들 때문에 '손, 발, 손톱' 정차역을 놓치기 쉬워. 하지만 건강하고 행복한 몸을 위해 손과 발, 손톱에도 관심을 가져야 한단다. 손을 깨끗하게 하면 여드름과 블랙헤드, 감기와 기타 감염을 일으키는 세균과 박테리아가 줄어들어. 화장실에 갈 때마다 손을 철저하게 씻어야 해. 해로운 세균을 없애기 위해 약 20초가량 손을 씻어야 해(손 씻기에 유용한 팁을 하나 알려줄게. 〈알파벳송〉을 보통 속도로 한 번 부르는 데 23초가 걸리니까 손을 씻을 때 〈알파벳송〉을 부르면 도움이 될 거야).

사춘기에 새 땀샘이 만들어지기 때문에 발에서도 땀이 더 나. 발에 땀이 난다는 건 곧 발에서 냄새가 난다는 걸 의미하지. 발 냄새를 없애는 가장 좋은 방법은 씻고, 씻고, 또 씻는 거야. 매일 양말을 갈아 신고, 잘 말리고 보습제를 발라서 보송보송하게 해야 해. 이렇게 꾸준히 하면 발 냄새를 없앨 수 있을 거야.

손톱에는 자신의 개성을 표현할 다양한 시도를 해볼 수 있어.

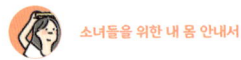

그렇게 하려면 먼저 손톱 관리를 잘해야 해. 손톱 물어뜯기는 절대로 안 돼. 손거스러미(손톱이 박힌 자리 주변에 살갗이 일어난 것)가 생기고 쉽게 감염을 일으키거든. 네가 손톱을 물어뜯을 때 손톱 밑에 있던 지저분한 이물질들이 모두 네 입안으로 들어가는 거야. 웩! 언니나 어른에게 손톱깎이로 손톱을 깎고 다듬는 법을 보여달라고 하렴. 잘 관리하면 손톱은 더 강하게 자라거든. 손톱을 고르게 다듬으면 가끔 손톱이 부서지는 것도 막을 수 있어.

매니큐어와 페디큐어의 사랑스럽고 멋진 색깔로 개성을 드러낼 수 있지만, 주의해야 해. 인공 손톱은 자연 손톱을 약하게 만들어서 시간이 지날수록 네 손톱이 손상될 수 있거든. 매니큐어와 리무버는 화학물질이어서 알레르기를 유발할 가능성도 있어. 피어싱처럼, 다른 사람이 너에게 매니큐어나 페디큐어를 해준다면 도구를 사용하기 전에 살균했는지 꼭 확인해야 해. 집에서 네가 직접 한다면 소중한 용돈을 아끼면서 즐길 수 있을 거야.

3장 가슴과 브래지어 Breasts and bras

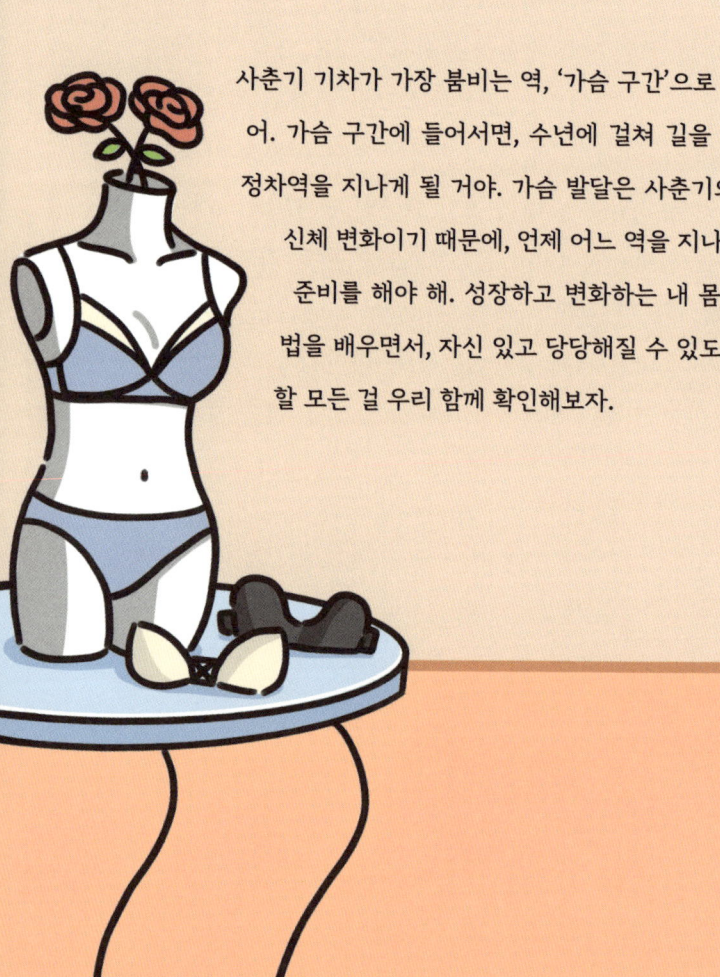

사춘기 기차가 가장 붐비는 역, '가슴 구간'으로 향하고 있어. 가슴 구간에 들어서면, 수년에 걸쳐 길을 따라 여러 정차역을 지나게 될 거야. 가슴 발달은 사춘기의 가장 큰 신체 변화이기 때문에, 언제 어느 역을 지나든 마음의 준비를 해야 해. 성장하고 변화하는 내 몸을 돌보는 법을 배우면서, 자신 있고 당당해질 수 있도록 알아야 할 모든 걸 우리 함께 확인해보자.

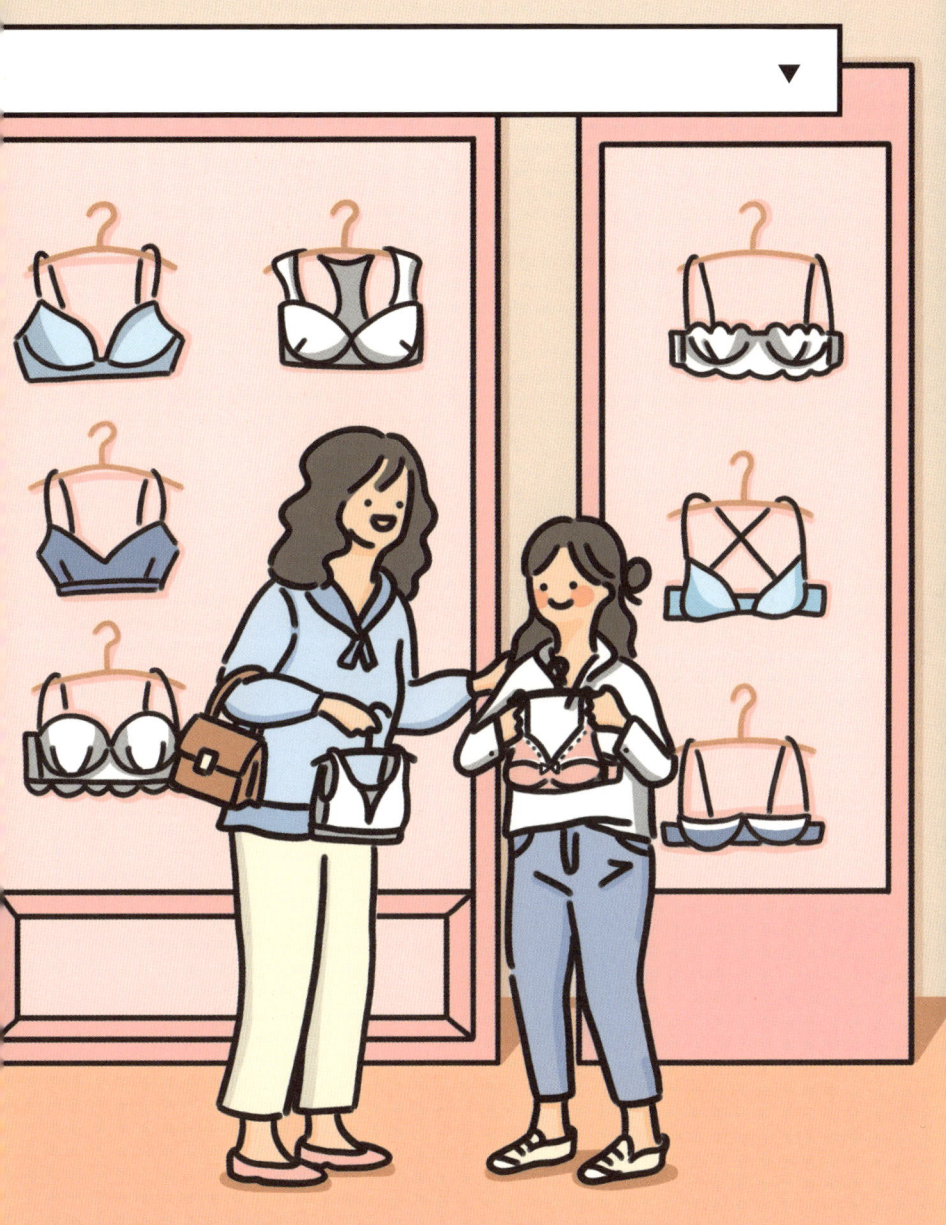

새로운 체형, 가슴 발달

지난 8년에서 11년 동안, 넌 네 몸에 꽤 익숙해져 있을 거야. 한동안 입어서 몸에 잘 맞고 편안한 스웨터처럼 말이야. 물론, 키가 커졌고 발도 더 커졌지만, 네 몸이 어떤지 넌 잘 알고 있지.

이제 크게 달라질 거야. 네 몸이 매우 다르게 보이기 시작하고 때로는 하룻밤 사이에 큰 변화가 일어난 것처럼 느껴질 거야. 아침에 눈을 떠서 "내 납작한 가슴이 언제 이렇게 볼록해졌지?"라고 궁금해할 수도 있어. 그러기 전에, 가슴 발달이 시작될 때 어떤 일들이 일어나는지 정확하게 이야기해보자.

이건 사춘기의 가장 중요한 신체 변화 중 하나이고, 하룻밤 사이에 일어나진 않아. 실제로 가슴 발달은 1~5단계가 있고 수년에 걸쳐 이루어져. 지금 1단계에 막 진입했든 3단계에 머물러 있든, 가슴이 성장하고 변화할 때 알아야 할 사항은 다음과 같아.

이미 거기에 있었던 것

1단계: 사춘기 전 단계(만 8~11세 무렵)

가슴이 어떻게 자라는지 이야기하기 전에, 맨 처음으로 돌아가보자. 너에겐 유두가 있어. 유두는 유륜 맨 위 작은 단추 모양의 짙은 색 피부야. 유두는 납작할 수도 있고 뾰족할 수도 있어. 납작하던 유두가 추워지면 때때로 뾰족해지기도 해. 유두는 매우 민감하거든. 유두에는 보이지 않을 만큼 작은 구멍이 있어. 언젠가 그 작은 구멍에서 아기가 먹을 젖이 나올 거야. 그래, 젖소처럼 사람도 젖을 만들어! 모든 포유동물이 젖을 만든단다.

2단계: 가슴 몽우리가 만들어지는 시기(만 10~11.5세 무렵)

1장 내용을 떠올려볼래? 가슴 발달이 시작될 때 가장 먼저 가슴 멍울이 생긴다고 했어. 유두 바로 아래 십 원짜리 동전 크기의 단단한 혹 말이야. 그걸 가슴 몽우리라고 해. 가슴 몽우리는 가슴 조직과 젖샘을 만들어. 가슴 몽우리가 너무 작아서 거기 있다는 걸 알아채지 못하기도 해. 가슴 몽우리 때문에 가슴이 아프기도

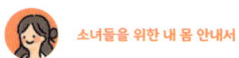

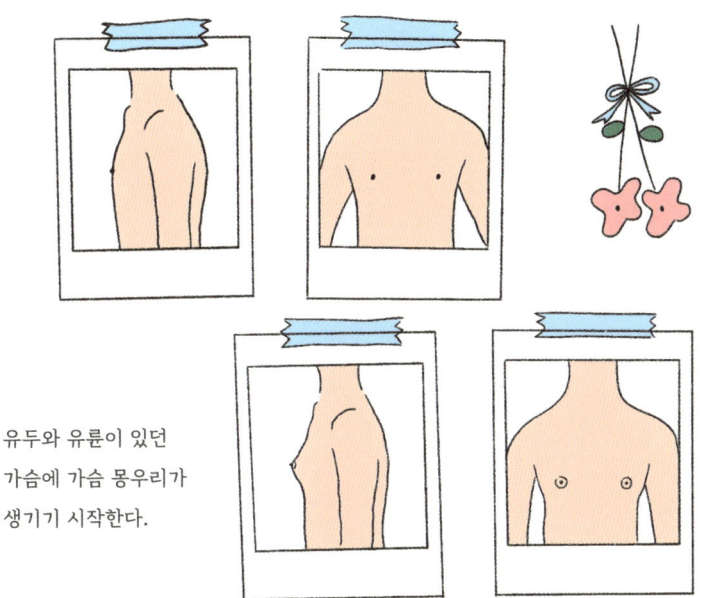

유두와 유륜이 있던 가슴에 가슴 몽우리가 생기기 시작한다.

하고 닿으면 따갑기도 해.

조금 불편해도 걱정하지 마. 네 가슴은 해야 할 일을 정확히 하고 있으니까. 양쪽 가슴 몽우리의 크기가 완전히 다를 수도 있고, 한쪽 가슴에는 몽우리가 있지만 다른 쪽 가슴에는 없을 수도 있어. 네 가슴이 어떻게 자랄지 친구들과 비교해선 안 돼. 네 가슴이 자라는 건 너만의 고유한 일이야. 그러니까 다른 사람이 "네 가슴은 이렇게 생겨야 한다"라고 말하도록 내버려두지 마. 가슴 발달은 사람마다 다 달라. 네 몸은 할 일을 잘 알고 있어. 다른 사람들의 몸이 하는 일과 달라 보일 때도 말이야.

3단계: 가슴 성장(만 11~13세 무렵)

가슴 몽우리가 발달하고 나면, 가슴에 지방조직과 젖샘이 더 많이 자라기 시작할 거야. 이 단계에서 가슴이 살짝 원뿔 모양이 되고, 유륜이 커지고 부풀어 오르는 걸 알아차릴 수 있을 거야. 이런 신호는 사춘기 기차가 궤도 위를 잘 달리고 있다는 뜻이야.

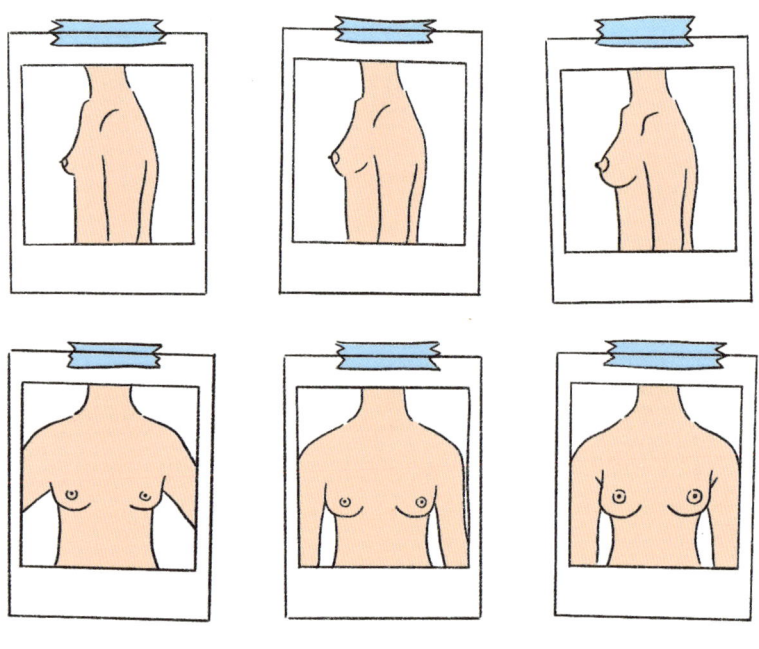

가슴 몽우리가 발달하면서 가슴이 원뿔 모양이 되었다가 어른의 가슴 모양과 크기로 자란다.

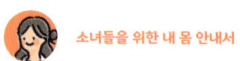
소녀들을 위한 내 몸 안내서

4단계: 사춘기의 시작(만 13~15세 무렵)

이 단계에서 네 가슴은 원뿔 모양이 사라지고 어른 가슴의 모양과 크기로 자라기 시작해. 가슴 모양이 바뀌는 건 에스트로겐이라는 호르몬 때문이야. 에스트로겐은 사춘기 몸에게 일을 시작할 때와 끝낼 때를 알려주는 역할을 하거든. 가슴뿐만 아니라 사춘기의 많은 부분에 지시를 내리고 월경도 통제하는 호르몬이지. 대부분의 여자아이들은 가슴 발달 4단계나 5단계에서 초경을 해. 곧 월경에 대해서도 더 이야기할 거야. 지금 이 단계에 있다면, 너의 사춘기가 한창 진행 중인 거야.

5단계: 성숙한 가슴(만 15세 이상)

5단계는 사춘기 가슴 발달의 마지막 단계야. 이 단계에서 가슴은 성숙한 상태가 되고 성인 가슴의 크기와 모양을 갖추게 될 거야. 평균적으로 가슴 발달 1단계에서 5단계까지 자라는 데 3년에서 5년 정도 걸리지만, 어떤 소녀들에겐 10년이 걸릴 수 있어. 기억해, 가슴 구간은 사춘기 긴 여행에서 매우 중요하다는 걸!

사춘기가 잘 진행되고 있나

바로 지금, 넌 어쩌면 "난 열 살인데, 내 가슴은 2단계가 아니네. 어떻게 된 거지?" 또는 "잠깐! 난 아홉 살인데, 벌써 3단계야. 내 몸에 무슨 일이 일어나고 있는 거야?"라고 중얼거리고 있을지도 몰라. 언제 각 단계로 진입하는지, 그 단계에 얼마나 머물지는 오직 네 몸과 네 사춘기 비밀 레시피만이 알 수 있어. 중요한 건 몸의 변화를 지켜보며 기다리는 거야.

 변화가 일어나는 걸 알아차리는 건 매우 중요해. 때때로 어른의 도움이 필요한 때가 있거든. 예를 들어, 어떤 소녀들은 몸이 완전히 준비되지 않은 상태로 사춘기가 먼저 시작되기도 하는데, 이런 경우를 성조숙증이라고 해. 반대로 어떤 소녀들은 사춘기가 매우 늦게 시작되기도 해. 이런 경우를 사춘기 지연증이라고 해. 만 8세 이전에 사춘기 변화를 알아차리거나, 만 14세가 넘도록 사춘기 변화를 알아차릴 수 없으면, 신뢰할 수 있는 어른에게 이야기해서 의사의 진찰을 받아야 해. 네 사춘기 기차가 일정표대로 잘 운행하는지 확인해봐야 해!

> ♥ 재미있는 사실 ♥
>
> 여성의 50퍼센트는 한쪽 가슴이 다른 쪽 가슴보다 작아. 주로 왼쪽 가슴이 더 작대. 의사들은 그 이유를 밝혀내지 못했지만 말이야.

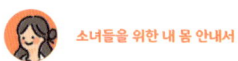
소녀들을 위한 내 몸 안내서

모양과 크기, 가슴이 하는 놀라운 일

광고와 영화, 텔레비전 프로그램에서 사람들이 가슴에 대해 이야기하는 걸 자주 들어봤을 거야. 잘 들어봐. 가슴은 멋져. 네 몸은 가슴이라는 완전히 새로운 기관을 만들어서 네가 원하는 언젠가, 아기에게 먹일 젖을 만들어낼 거야. 꽤 인상적이지! 가슴이 어떻게 보이는지가 중요한 게 아니라, 가슴이 하는 일이 멋진 거야. 큰 가슴이 작은 가슴보다 좋다고 할 수 없고 작은 가슴이 큰 가슴보다 좋다고도 할 수 없어.

1장 내용을 떠올려봐. 유전자가 사춘기 이후 우리 몸의 모습을 결정한다고 했어. 유전자는 가슴의 크기와 모양을 결정해. 네 가슴이 키위나 감귤만 할 수도 있고, 자두나 자몽만 할 수도 있어. 지구상의 소녀들 수만큼 가슴 모양과 크기가 다양해. 가슴이 어떻게 생겼든 네 몸에 잘 맞는 크기와 모양이라는 걸 기억해!

> 브래지어 사기, 꼭 필요해?

생애 첫 브래지어가 필요한 이유가 파티 때문이든 무언가 불안하기 때문이든 어찌 됐건, 첫 브래지어는 네 몸을 편안하게 하는 것이어야 해. 가장 먼저 알아야 할 건 모든 소녀에게 브래지어가 꼭 필요하진 않다는 것. 이건, 성인 여성에게도 마찬가지야. 뛰고, 달리고, 춤추고, 운동을 하거나 활기차게 움직일 때 몸을 더 편하게 하려고 브래지어가 만들어진 거거든. 이 말은 네 가슴이 충분히 커질 때까진 브래지어가 필요하지 않다는 뜻이야. 겉옷 아래 출렁이는 가슴이 불편하거나, 유두가 아파서 가슴과 겉옷 사이 부드러운 쿠션이 필요할 때 착용하면 돼.

브래지어가 불편하고 도움이 되지 않는다고 느끼면 안 해도

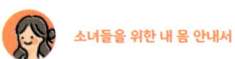

돼. 텔레비전에서 브래지어를 한 사람을 보거나 친구가 이미 브래지어를 하고 있을 때, 브래지어를 꼭 착용해야만 할 것 같은 압력을 느껴. 무언가 꼭 해야 한다는 압박을 느낀다면, 그건 그 일을 하지 않는 게 낫다는 좋은 신호야. 하지만 네가 브래지어를 준비할 때가 됐다고 느끼면, 어른에게 이야기하렴!

너에게 맞는 치수와 스타일 찾기

브래지어는 1000억 가지 종류가 있대. 그래, 과장일 거야. 너무 많아서 종류별로 나누는 일도 어마어마할 거야. 다행히 사춘기가 시작될 때의 선택은 간단해. 가슴 발달 초기에는 퍼스트 브래지어로 시작하면 돼. 퍼스트 브래지어는 가슴을 커 보이게 하는 와이어나 패드 없이, 부드럽고 신축성 있는 면 소재로 만들어졌어. 퍼스트 브래지어는 복부가 드러나는 짧은 러닝셔츠처럼 생겼어. 이것과 비슷하지만 좀 더 몸에 붙는 스포츠 브래지어도 있어. 이건 운동이나 달리기를 할 때 가슴을 감싸도록 만들어졌거든. 스포츠 브래지어를 착용했다고 꼭 운동할 필요는 없어. 단순한 스타일을 원하면 스포츠 브래지어를 골라도 좋아.

브래지어 치수 재기

가슴 발달 3단계에 진입했고 옷 밖으로 가슴 모양이 드러나기 시작하면 소프트 컵 브래지어를 고려해봐. 그럴 때가 됐는지 알 수 있는 가장 좋은 방법은 직접 치수를 재는 거야. 밑가슴둘레와 컵 크기, 이 두 가지로 브래지어 치수를 정하거든. 속옷 가게에서 전문가의 도움을 받아도 되고 네가 직접 재도 돼.

먼저, 줄자로 가슴 아랫부분과 등이 수평이 되도록 둘러서 재야 돼. 이걸 밑가슴둘레라고 해. 다음은 가슴의 가장 높은 부분인 유두를 중심으로 등과 수평이 되도록 줄자로 둘러서 한 번 더 재야 돼. 이걸 가슴둘레라고 해. 컵 사이즈를 알아내려면, 가슴둘레에서 밑가슴둘레를 빼면 돼. 약 5~15센티미터 사이의 숫자가 나올 거야. 이 숫자로 컵 크기를 알 수 있어. 아래를 보자.

밑가슴둘레	컵 사이즈	가슴둘레-밑가슴둘레
70	AA	7.5센티미터 이하
75	A	7.5~10센티미터
80	B	10~12.5센티미터
85	C	12.5~15센티미터
90		

브래지어 사이즈는 밑가슴둘레(숫자)와 컵 사이즈(알파벳)의 조합이다. 예를 들어, 밑가슴둘레가 75센티미터이고 컵 사이즈가 A라면 내 브래지어 사이즈는 '75A'가 되는 것이다.

결과가 소수로 나오면 반올림하면 돼. 이 시기는 몸이 빨리 자라니까 작은 것보다 맞는 사이즈로 시작하는 게 좋아. A컵 이상이면, 소프트 컵 브래지어를 할 때가 된 거야.

어떤 브래지어에는 와이어가 붙어 있어. 가슴이 커서 추가로 받쳐줄 게 필요할 때 도움이 돼. 하지만 가슴이 커지기 시작하는 때는 별 도움이 되지 않아. 지금은 신축성 있는 브래지어가 좋아.

브래지어가 옷 밖으로 비치는 걸 피하려면, 피부색과 가까운 것을 사면 돼. 피부색이 짙으면, 짙은 색을, 피부색이 옅으면 옅은 색을 고르면 돼. 그러면 흰색 셔츠를 입어도 잘 비치지 않을 거야.

어떻게 끼는 거야?

훅(걸고리 단추)과 끈과 컵이라니! 브래지어 착용법이 복잡해 보일 수 있겠다. 누구도 이 특별한 기술을 알고 태어나진 않았으니, 두려워 말고 엄마나 언니 아니면 믿음직한 어른에게 도움을 요청해.

브래지어 착용하는 법은 크게 두 가지야. 첫 번째는 팔에 끈을 통과시켜 컵에 가슴을 담는 방법. 그런 다음 똑바로 서서 등 뒤로 팔을 돌려 훅을 걸어 고정하면 돼. 브래지어 뒤 밴드가 어깨뼈 바로 아래에 있는지 확인해야 해(훅이 앞에 있으면 한결 쉽겠지).

첫 번째 방법이 어렵다면 두 번째 방법을 써봐. 더 쉬울 거야. 먼저 브래지어를 컵이 등 쪽으로, 훅이 가슴 쪽으로 오게 돌린 다음 훅을 잠가. 그런 다음 컵이 가슴 쪽으로, 훅이 등 쪽으로 가도록 브래지어를 다시 돌리는 거야. 마지막으로 끈에 팔을 넣으면 끝. 끈을 조절해서 더 편안하게 만들어봐. 너무 끼거나 느슨하면 훅으로 조절하면 돼.

가슴과 브래지어, 해야 할 일과 해선 안 되는 일

휴우! 사춘기 '가슴 구간'에서 많은 정보를 얻었어. 지금 당장은 머릿속이 복잡하겠지만, 걱정하지 마. 언제든 다시 3장을 읽으면 되거든. 네가 기억해야 할 가장 중요한 내용을 아래에 정리했어.

Do	Don't
네 몸은 고유하니 네 몸에 딱 맞는 시기에 가슴 발달이 이루어진다.	네 몸에 대해 더 많이 알고 있다고 하는 사람의 말에 귀 기울이면 안 된다.
네 몸에 편안하고 맞는 브래지어를 찾는다. 직접 재든지 재달라고 하든지, 브래지어 치수를 정확히 알아낸다.	네 몸이 준비되기 전에 브래지어를 꼭 해야 한다고 생각하지 않는다.
텔레비전이나 영화에 나오는 가슴 이야기는 모두 무시한다. 대부분 잘못된 내용이다.	혼자서 모든 걸 해결하려고 해선 안 된다. 어른에게 물어봐야 한다.
너 자신과 네 몸을 믿어야 한다. 실제로 네 몸의 전문가는 바로 너다!	가슴이나 네 몸의 다른 부분들을 다른 소녀들과 비교하지 않는다. 네 유전자는 다르고 또한 위대하다.

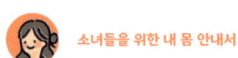

♥ 너에겐 친구가 있어! ♥

수많은 여성이 가슴이 자라서 생애 첫 브래지어를 사는 경험을 해. 누군가에겐 특별한 시간이었을 수 있고, 어떤 소녀들에겐 아무 일도 아니거나 조금 귀찮은 일이었을 수 있어. 어떤 반응이라도 좋아. 선배 여성들의 소감을 들어보자.

"내 생애 첫 브래지어를 어떻게 샀는지 기억이 안 나. 하지만 그날 하루 종일 브래지어를 하고 있었어. 셔츠 목 부분을 늘어뜨려서 브래지어 앞 작은 장미 장식을 단짝 친구에게 보여준 기억이 나."

– 티그리스 O.

"난 브래지어가 갖고 싶어서 계속 기다렸어. 브래지어가 너무 멋졌거든. 5학년 때 엄마가 브래지어를 살 때라고 했고, 브래지어 두세 개를 잘 어울리는 속옷과 함께 사주셨어. 그러고 나서 우린 멕시코 식당에서 점심을 먹었지. 엄마 덕분에 특별한 날이었어."

– 니콜 H.

"난 4학년이었고 그땐 정말 여자가 되고 싶지 않았어. 난 성장이 빠른 유일한 흑인 소녀였거든. 5학년 때 아빠 구급함에서 붕대를 가져다가 가슴에 대고 감았어. 가슴을 납작하게 만들려고 말이야. 엄마가 날 백화점에 데려가서 내가 원하는 브래지어를 몇 개 고르라고 하셨어. 고등학교 때까지 스포츠 브래지어만 샀어."

– 아야나 G.

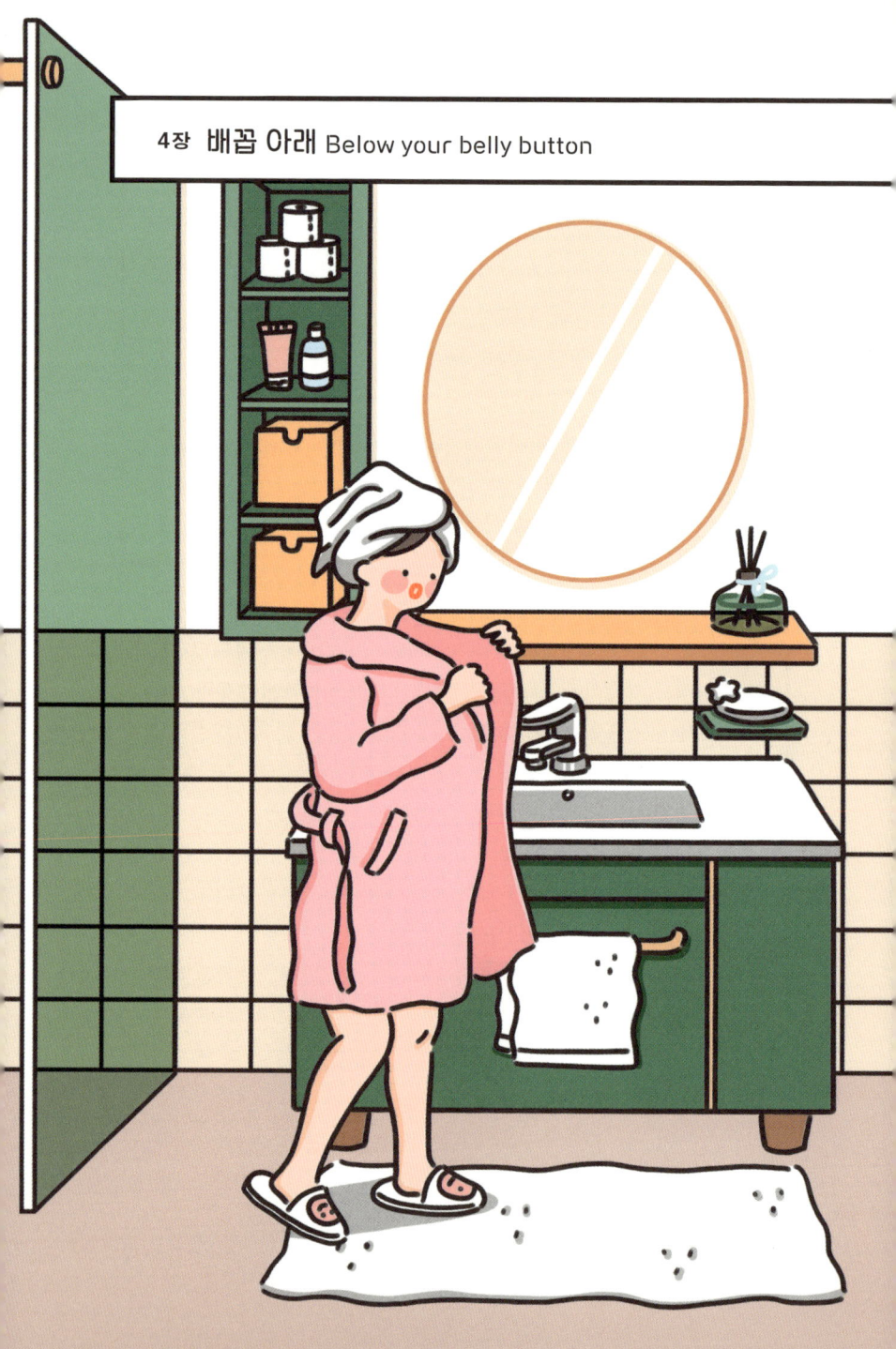

1~3장에서 사춘기 기차 여행의 여러 역을 살펴보았어. 성장 급등에서 가슴 발달까지 많은 내용을 나누었어. 하지만 사춘기 여행을 마치기 전에 더 둘러봐야 할 몇몇 역이 남아 있어. 적어도 세상 밖으로는 덜 드러나는 변화들이야. 네 속옷 안 바로 '거기 아래'로 내려가보자. 기대한 것들을 만나보자고!

거기 아래에 털이, 음모

사춘기에 팔과 다리, 겨드랑이에 털이 난다고 이야기했지? 하지만 털은 생식기에 가장 많이 나. 생식기에 나는 털을 음모라고 해. 대개 가슴이 자라고 나서 음모가 나지만, 소녀들의 약 15퍼센트는 가슴이 발달하기 전에, 외음부와 겨드랑이에 가는 털이 조금 나기도 해.

가슴이 먼저일지 털이 먼저일지는 네 몸이 결정할 거야. 음모에 대해 알기 위해 먼저 '거기 아래'의 명칭부터 알아야 해. 거기에 대해 말할 때 사람들은 갖가지 은어를 사용하곤 해. 그것도 나쁘진 않지만, 공식적인 명칭을 알고 제대로 사용하는 것이 중요해. 속옷 안 네 몸 전문가가 될 수 있도록 다음 용어들을 살펴보자.

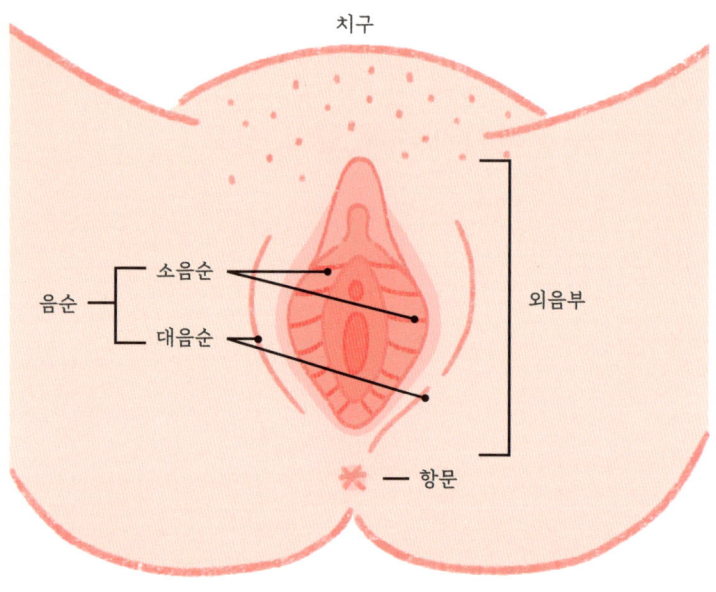

외음부	생식기관 중 몸 밖으로 드러나 있는 부분
치구	복부 아래 불룩한 살덩어리. 사춘기 이후 음모가 생긴다.
음순	외음부 피부의 두 개의 주름
대음순	외음부 피부의 바깥쪽 주름
소음순	외음부 피부의 안쪽 주름

생식기의 가장 중요한 부분의 명칭을 알게 됐어. 그 외 더 많은 부분에 대해서는 나중에 알아보기로 하고, 지금은 음모에 대해서

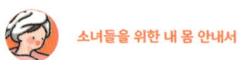

만 살펴보자. 음모가 처음 날 때는 매우 가늘고 숱이 적어. 하지만 사춘기가 진행되면서 점점 더 두꺼워지고 진해질 거야. 음모의 양은 머리카락을 포함한 신체 다른 부분의 털과 비슷할 거야. 그러나 대부분의 음모는 머리카락보다 두껍고 거칠어. 일반적으로 치구와 대음순에서 먼저 음모가 나고 완전히 자라면 역삼각형 모양이 돼.

털 관리

네 몸에 있는 다른 털과 마찬가지로, 음모도 잘 관리해야 해. 음모 관리는 쉬우니까 걱정하진 마. 음모와 겨드랑이 털에 땀과 박테리아가 결합하면 악취를 유발할 수 있다고 했잖아. 땀과 악취를 막는 가장 좋은 방법은 매일 샤워한 후에 잘 말리고 면 속옷을 입는 거야. 면은 작은 구멍이 있는 소재여서 시원하고 건조한 상태를 유지하는 데 도움이 되거든. 외음부에 향이 있는 제품을 사용하는 건 피하렴. 때로 화학물질이 자극을 유발하고 감염을 일으킬 수 있어.

   샤워하기, 잘 말리기, 깨끗한 속옷 입기는 음모를 관리하는 데 가장 중요해.

수영복 입을 때

수영복 밖으로 음모가 보일까 봐 걱정되면, 짧은 반바지 스타일 수영복을 입어봐. 수영복 바지가 조금 내려오기 때문에 허벅지 쪽으로 자라는 음모를 가려주거든. 레오타드(무용수나 여자 체조 선수가 입는 것 같은 몸에 딱 붙는 타이츠)의 경우, 손톱 가위로 비키니 라인 주위 음모를 자르면 돼.

면도기를 사용해도 되지만, 면도가 처음이면 어른의 도움을 받는 게 좋아. 면도할 때 주의하지 않으면 뾰루지나 발진, 면도 염증이 생길 수 있거든. 뜨거운 왁스를 발라서 한꺼번에 음모를 제거하는 사람들도 있어. 음, 아프겠지? 음모는 사춘기의 자연스러운 현상이기에, 면도나 왁싱이 전혀 필요하지 않다는 걸 기억해. 네 몸을 사랑하는 만큼 네 털도 사랑해줘!

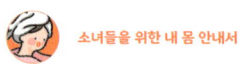

질의 변화

음모가 나는 것이 사춘기 생식기의 유일한 변화는 아니야. 또 다른 변화를 알아보기 전에 전문 용어 정리부터 하자.

음핵	음순의 윗부분에 있는 작고 매우 민감한 싹 모양의 피부
요도	음핵 아래 소변이 나오는 작은 구멍
질	생식기관 내부로 이어지는 입구와 통로. 질 분비물, 월경혈 및 아기가 질 입구를 통해 몸 밖으로 나온다.

이 용어들이 사춘기 몸의 변화를 이해하는 데 도움이 될 거야.

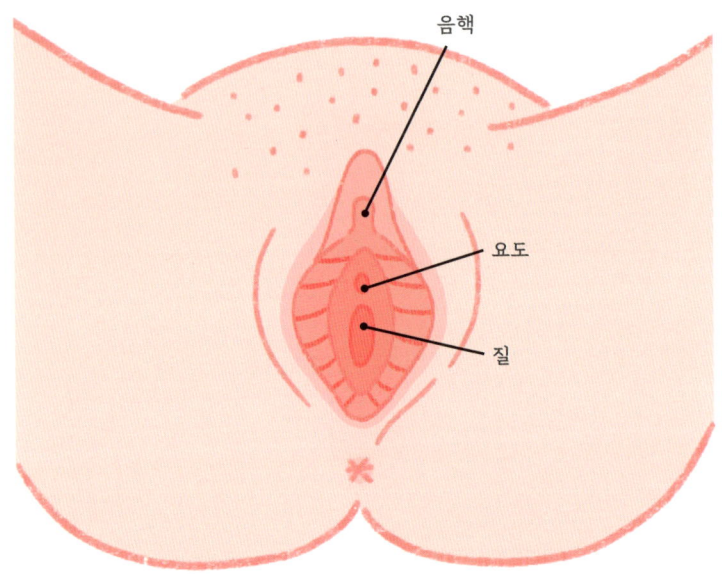

질 분비물

초경을 하기 6개월에서 1년 전 즈음, 속옷에 흰색이나 노란색 얼룩이 묻을 수 있는데, 그걸 질 분비물이라고 해. 또 하나의 사춘기 현상이지.

   사춘기에 호르몬이 증가하면서 분비되는 점액과 액체의 조합이 질 분비물이야. 이건 네 몸이 곧 월경을 시작할 거라고 알려줘. 정말 놀라운 걸 알려줄까? 질은 스스로 정화하는 신체 부위야. 멋지지 않니?

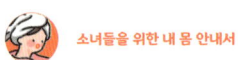

질 분비물은 질 안에 있는 질샘에서 분비되는 액체이고 박테리아를 씻어내는 역할을 해. 질 분비물의 탁한 정도와 색깔을 보면 네 몸이 월경주기 어디쯤에 와 있는지 알 수 있어. 질 분비물이 묽고 깨끗할 수 있고, 가끔 탁하고 노란색에 가까울 수 있어. 속옷에 묻은 질 분비물이 말라서 밝은 갈색으로 보일 수도 있어.

질 분비물이 조금씩 다른 건 정상이야. 청소년기에서 성인기에 이르기까지 질 분비물이 계속 나올 거야. 나이가 들면서 줄어들다가 폐경기가 되면 나오지 않게 돼.

질 분비물 알아보기

질 분비물에 대해 잘 알면, 한 달 동안 여러 다른 시점에서 네 몸에 무슨 일이 일어나고 있는지 잘 알 수 있어. 질 분비물이 규칙적일 때 어떤지를 파악하면, 질 분비물이 불규칙적일 때를 알아차리는 데 도움이 될 거야. 질 분비물을 확인하는 건 생식기를 돌보는 좋은 방법이야.

질 분비물은 종종 냄새가 살짝 나기도 하는데, 이 또한 자연스러운 현상이야. 그러나 분비물이 진한 노란색이나 녹색이거나, 가렵거나, 따갑거나, 어떤 식으로든 고통스럽다면 감염되었을 수 있어. 질은 매우 민감하기 때문에 특별한 일이 없어도 쉽게 감염될 수 있거든. 향이 나는 제품을 사용하거나 오랜 시간 젖은 수영

옅은 노란색의 질 분비물	소변 후 닦을 때 묻거나 또는 속옷에 묻어 있기도 한다. 초경 하기 약 1년 전부터 분비되기 시작하며 정상적인 현상이다. 실제로 이 질 분비물은 몸이 월경을 준비하고 있다는 것을 알리는 신호 역할을 한다.
흰색의 걸쭉한 질 분비물	월경을 시작할 때와 월경이 끝날 때 공통적으로 나타나는 질 분비물이다. 분비물이 코티지치즈처럼 덩어리진다면, 믿을 만한 어른에게 문의해야 한다. 감염의 징후일 수 있다.
맑고 점성 있는 질 분비물	난자를 배출하는 배란이 진행되고 있다는 신호이다.
맑은 물 같은 질 분비물	이 분비물은 월경주기 언제라도 볼 수 있으며 정상 분비물이다. 운동할 때처럼 몸을 활발하게 움직일 때 더 자주 분비된다.
진한 노란색 또는 녹색 질 분비물	질 감염이 예상되므로 어른과 함께 병원에 가야 한다. 이 경우 대부분의 감염은 약으로 쉽게 해결되니 너무 걱정하진 말자.
갈색 질 분비물	일반적으로 질이 자신을 청소하면서 월경하고 남은 혈액을 흘려내는 경우에 해당한다.

복이나 꽉 끼는 옷을 입고 있어도 자극과 감염을 일으킬 수 있어. 어떤 분비물이 정상인지 알고 있으면, 문제가 생겼을 때 더 쉽게 알아차릴 수 있을 거야. 감염 증상을 발견하면, 어른이나 의사에게 알려서 최선의 치료법을 찾아야 해.

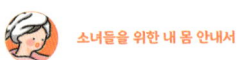
소녀들을 위한 내 몸 안내서

질 분비물 때문에 다리 사이가 축축해지고 속옷에 가끔 얼룩이 생기는 걸 좋아하지 않겠지. 이때 팬티라이너를 사용하면 도움이 돼.▶ 팬티라이너는 속옷의 가랑이 부분에 붙이는 얇은 면 패드야. 수분을 흡수해서 속옷에 얼룩이 생기는 걸 막아줘(자세한 내용은 5장을 참조하길!). 매일 샤워하기와 깨끗한 면 속옷 입기는 외음부와 질 등 생식기를 환상적으로 돌보는 가장 좋은 방법이라는 걸 다시 한번 기억해두렴.

▶ 옮긴이 주: 팬티라이너는 월경이 시작될 때와 끝날 때 사용하기를 권합니다. 우리 몸은 통풍이 잘되는 면 속옷을 가장 좋아한다는 걸 잊지 마세요.

5장 월경 Your period

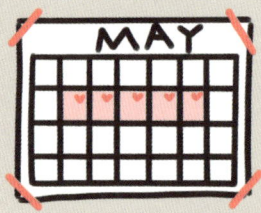

여기까지 변화와 성장의 과정을 두루 살펴보았어. 사춘기에는 언젠가 아기에게 먹일 젖을 만들기 위해 가슴이 발달하고, 몸의 여러 부위에서 예전에 없던 털이 자란다는 것도 알게 됐어. 또한 몸에서 호르몬이 만들어져서 질을 깨끗하게 하는 질 분비물을 만들어낸다는 사실도 알았지. 이러한 큰 변화들은 사춘기 기차 여행에서 가장 큰 역에 들어오기 위한 준비 과정이야.
자, 이제 여기가 '월경'역이야.

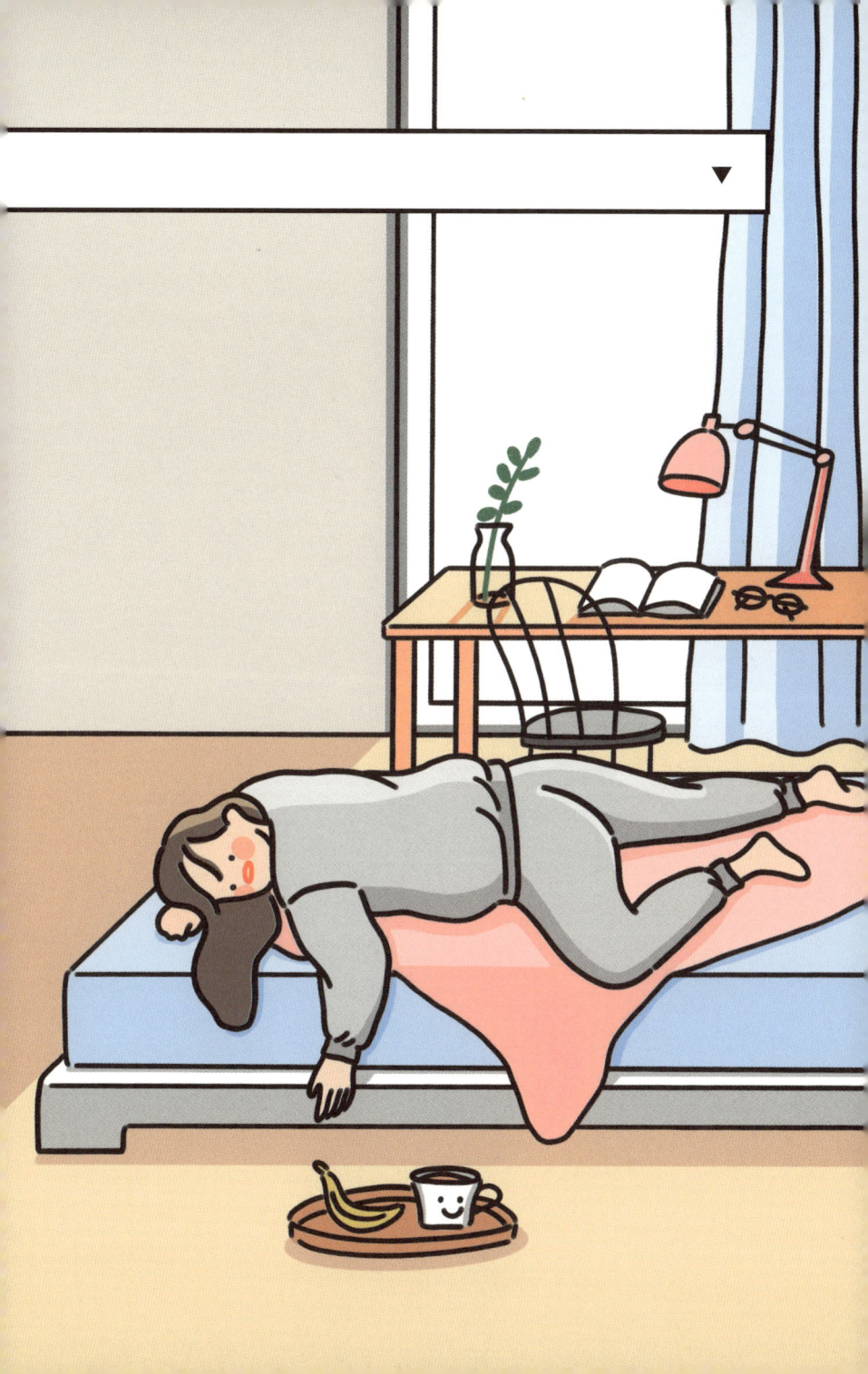

> 그래서 그게 뭔데?

월경은 몸에서 보내는 신호야. 언젠가 네가 원할 때 임신할 수 있도록 네 몸이 성장하고 변화하며 스스로 준비하는 거야. '그날, 마법, 매직, 빨간 날, 달거리, 대자연' 등 전 세계에 걸쳐 월경을 지칭하는 은어가 5000여 개나 된다고 해. 은어가 재미있긴 하지만, 많은 사람이 간단하게 '월경'이라고 하지.

앞서 말했듯이, 전 세계 많은 문화권에서 월경은 소녀의 삶에서 매우 특별하고 중요한 일이야. 다른 사람들이 월경을 그저 몸이 하는 흥미로운 일 중 하나로 여기더라도, 너는 월경을 괜찮은 거라 느꼈으면 좋겠어. 그러기 위해서는 월경이 무엇인지 미리 알고, 월경할 때 네 몸을 돌보는 방법을 아는 게 가장 중요해.

준비하기

사춘기 기차 여행을 아름답게 하기 위해 꼭 필요한 건 여행을 즐길 마음의 준비겠지. 넌 이미 정확한 정보를 담고 있는 이 책을 읽고 있으니 가장 중요한 첫걸음을 내디딘 셈이야. 학교 친구의 언니나 동네 친구의 이모, 아니면 신발 가게 주인이 해준 이야기를 너무 믿지 마.

이젠 생식기관을 설명하는 전문적인 용어와 정의를 알아야 할 때야. 용어에 대해 잘 알게 되면 몸에서 일어나는 변화를 더 잘 이해할 수 있어.

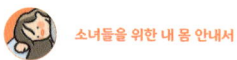

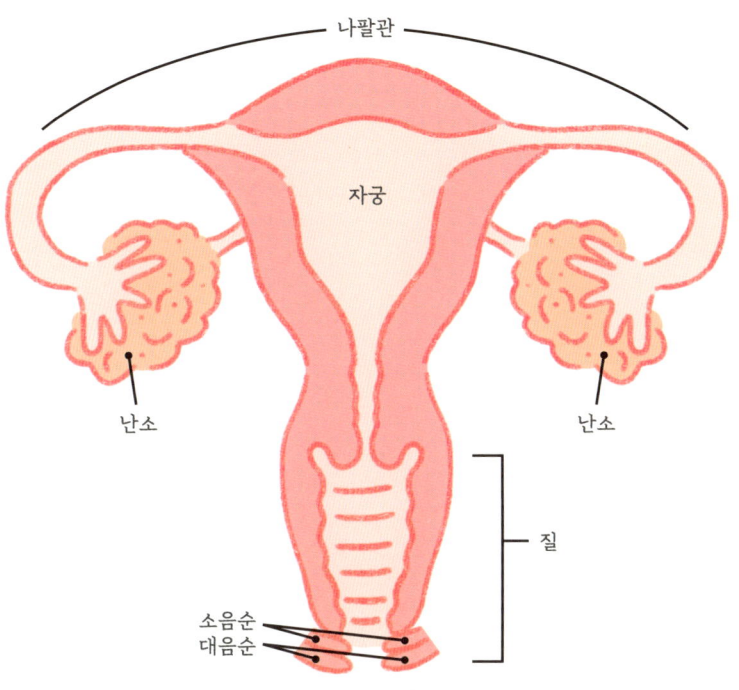

자궁	복부 아래 속이 빈 서양 배 모양의 장기, 임신하면 수정란이 자궁벽에 붙어서 아기로 자란다.
난소	난자가 생산되고 저장되는 몸속 주머니 모양의 장기 두 개
난자	난소에 저장된 알
나팔관	난자가 난소에서 자궁으로 이동할 때 지나는 한 쌍의 가늘고 긴 관
배란	난소가 수정 가능한 난자를 배출하는 현상

에스트로겐과 난소

사춘기가 시작되면 네 몸은 월경을 준비해. 먼저 사춘기 기차가 계속 달리기 위해 필요한 일련의 호르몬을 분비했고, 이젠 월경을 준비하는 두 가지 강력한 호르몬, 에스트로겐(앞에서 언급했던)과 프로게스테론을 분비할 거야. 이러한 호르몬이 분비되면 네 몸은 사춘기 '월경'역에 들어설 시간이라는 걸 알게 돼.

월경주기

월경을 시작한다는 건 한 번 완료하는 데 약 28일이 걸리는 과정의 시작을 뜻해. 일반적으로 한 달에 한 번 하지. 월경혈이 나온 첫날부터 다음 달 월경혈이 나오는 첫날까지의 기간을 월경주기라고 해. 평균 28일이지만, 주기가 조금 더 짧거나 길 수 있어.

   월경주기에 모든 생식기관이 호르몬의 도움을 받아 함께 일을 해. 언젠가 아기를 만들기 위해 네 몸은 준비하는 거야. 사람을 키우는 데 수많은 일이 필요하기 때문에, 네가 아기를 낳든 낳지 않든, 기본적으로 매달 네 몸은 준비하고 연습하는 거야.

   매달 뇌가 난소에 에스트로겐을 분비하라고 명령해. 자궁 위 두 개의 구슬만 한 난소에는 수십만 개의 작은 난자가 들어 있어. 에스트로겐은 난소에 난자 하나를 배출하라는 신호를 보내지. 난소에서 난자를 내보내는 과정을 배란이라고 해.

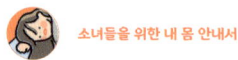

♥ 흥미로운 사실 ♥

네가 태어날 때부터 모든 난자가 네 난소 안에 있었다는 거 알고 있니? 난자들은 그때부터 자기 차례를 기다리고 있었어. 수정되어 아기가 되거나 월경 파티에 초대를 받거나!

나팔관, 자궁 그리고 질

일단 난소에서 난자가 나오면, 자궁에 도착하기 위해 나팔관을 여행해. 짧은 여행이 아니야. 난자가 약 3센티미터를 이동하는 데 3일이 걸리거나 또는 더 걸리기도 하거든. 너도 그만큼 작다면, 아마 아주 천천히 움직일 거야!

너의 난자가 나팔관을 이동하고 네가 학교에 가고 친구들과 어울리고 집안일을 하고 숙제를 하는 일상을 보내는 동안, 프로게스테론은 수정란이 될 경우를 대비해서 자궁 내벽에 혈액, 조직, 단백질로 영양분을 공급해.

자궁은 수정란이 내벽에 붙어 영양분을 흡수하고 아기로 자라는 곳이야. 난자가 수정되지 않으면, 네 몸은 난자와 자궁 내벽을 동시에 질을 통해 흘려버린단다. 한 번 월경할 때 자궁 내벽을 다 헐어내고 나면, 새로운 내벽을 만들기 시작하고 월경주기가 다시 시작돼. 꽤 훌륭하지!

월경은 얼마나 오래 해? 내 주기를 언제 알 수 있을까?

월경을 언제 시작할지는 네 몸만 알고 있는 비밀이야. 가슴 몽우리가 생기고 나서 약 2년 6개월 후에, 또는 질 분비물이 생기고 약 6개월 후에 초경을 해. 만 9세에서 만 16세 때 시작할 수 있어. 언제 시작하더라도 그때가 네 몸에 딱 맞는 시기야.

　월경을 얼마나 오래 하는지는 네 몸의 고유한 특성에 의해 결정돼. 초경의 경우, 약 3일 정도, 또는 더 짧을 수 있어. 월경혈이 속옷에 분홍색, 연한 빨간색 또는 갈색 점으로 묻은 걸 볼 수 있을 거야.

　월경을 규칙적으로 하게 되면, 짧게는 2일에서 길게는 7일까지 할 거야. 처음에는 월경이 규칙적이진 않을 거야. 누군가는 규칙적으로 하기까지 6년이 걸릴 수도 있어. 사춘기 기차 여행은 흥미롭지만 조금 느릴 수 있단다!

피를, 얼마나 흘려?

월경량이 적을 수도 있고 많을 수도 있어. 양쪽 다일 수도 있어. 월경량이 엄청나게 느껴지더라도 대부분은 전체 월경을 하는 동안 단지 약 2큰술(1큰술은 대략 15밀리리터)의 피를 흘린다고 해. 2큰술보다 조금 더 많거나 적을 수 있겠지. 때때로 젤리 같은 핏덩어리가 나오기도 하는데, 모두 정상이야.

> ♥ 너에겐 친구가 있어! ♥
>
> "데니스는 이미 시작했어. 이런, 난 백 살이나 돼야 하려나!"▶
> 지금 이 순간, 전 세계 수천 명의 소녀가 자신과 이런 대화를 나누고 있대. 집 주변을 쿵쾅거리면서, 학교 전체에서 가장 마지막에 월경할 소녀가 바로 자신이라고 생각한대.
> 여기, 네가 알아두어야 할 것들이 있어. 이미 월경을 시작한 친구와 비교해 자신이 언제 시작할지 걱정하느라 너무 많은 시간을 보내진 마. 유전자, 가족력 및 자연환경에 의해 월경 시기가 결정되거든. 모든 소녀마다 자신만의 일정이 있고, 언제라도 월경을 시작한 그때가 가장 적당한 때야.

월경할 때 아플까?

월경은 자궁 내벽을 헐어내는 과정이야. 배꼽 아랫부분이 막 땅길 수 있어. 이런 걸 어떤 소녀들은 그다지 못 느끼기도 하고, 어떤 소녀들은 조금 불편해하기도 해.

 월경을 할 때 쓰이는 근육은 매일 쓰는 게 아니라 한 달에 단 며칠 동안만 사용하는 근육이야. 그렇기 때문에, 오랜 시간 가파른 언덕을 걷고 난 다음 날 다리 근육이 아픈 것처럼 이 근육도

▶ 옮긴이 주: 미국에서는 월경을 빨리 시작하기를 바라는 소녀들이 많습니다. 하지만 우리나라는 그렇지 않지요. 문화권마다 월경에 대한 인식도 조금씩 다릅니다.

가끔 아플 수 있거든. 찜질이나 따뜻한 목욕, 마사지가 다리 근육을 풀어주는 것처럼 자궁 근육을 푸는 데도 도움이 돼.

하지만 월경 직전이나 월경하는 동안 잠자리에서 못 일어나거나 학교에 못 있을 정도로 통증이 심하면, 믿을 수 있는 주변 어른에게 알려야 해. 꼭 의사를 찾아가야 해.

월경과 월경전증후군은…

우리 몸은 똑똑해서 월경이 곧 시작될 거라고 알리는 신호를 보내기도 해. 이 신호가 썩 유쾌하진 않지만, 힘들고 중요한 일을 네 몸이 준비하고 있다고 알리는 거야. 월경을 시작하기 일주일이나 며칠 전부터 가슴이 답답하고, 기분이 가라앉고, 아랫배 주위가 무겁고 붓거나 때로는 아랫배가 땅기는 생리통을 겪기도 해. 이러한 증상을 월경전증후군(premenstrual syndrome, PMS)이라고 해.

수많은 소녀가 이 증상을 경험하고 있고, 이를 줄이기 위해 할 수 있는 일도 있어. 잘 먹는 게 월경전증후군을 겪는 데 도움이 돼. 매달 자궁 내벽을 만드는 데 많은 영양분이 필요하기 때문에 몸에 좋은 음식을 먹어야 하는 거지.

칼슘(요구르트, 우유 등), 철분(푸른 잎 채소와 붉은 육류), 섬유질(곡물), 비타민(신선한 과일과 채소)이 많이 든 음식은 월경 전후, 월경하는 동안에 네 몸을 도울 거야. 거기에 가벼운 운동을 곁들이면 월경전증후군이 조금 더 줄어들 거야.

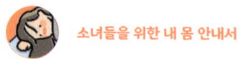

저기, 월경혈에서 냄새도 나?

월경혈에서 냄새가 살짝 나기도 해. 하지만 네 옷을 통과할 정도는 아니어서 그 냄새를 쉽게 맡진 못해. 네가 말하지 않는 한 냄새로 월경을 알아차릴 순 없을 거야. 앞서 배웠던 것처럼, 매일 씻고 깨끗한 속옷을 입으면 냄새나는 박테리아를 억제하는 데 도움이 돼. 월경할 때도 마찬가지야. 생리대나 탐폰을 규칙적으로 갈면 도움이 될 거야(93쪽을 참고해봐).

월경 추적!

월경을 추적하면 언제 월경을 할지 알 수 있어. 이번 달 월경 첫날에서 다음 달 월경 첫날까지를 월경주기라고 해. 평균 28일이지만 짧게 21일에서 길게는 45일까지도 될 수 있어. 달력에 월경 첫날을 작은 하트로 표시해봐. 월경이 끝날 때까지 매일 하트를 그려 넣는 거야. 월경이 끝나면 다음 달 월경을 시작하는 날까지 일수를 세어봐. 첫 번째 하트에서부터 다음 달 월경 첫날까지 세는 거야. 그 일수가 네 월경주기야.

　월경주기가 규칙적으로 되기까지는 시간이 걸려. 그전까진 월경주기가 같지 않을 수 있어. 월경 추적 애플리케이션과 웹사이트를 활용하면 다음 월경이 언제 시작될지 알 수 있어(이 책 뒷부분 참고 자료 160쪽을 봐). 언제라도 초경을 맞이하면 자신과 하이파이브를 하렴. 네 몸이 엄청난 일을 해낸 거니까! 파이팅!

개인 월경 관리

아휴! 많은 정보를 한꺼번에 알게 됐지? 하지만 이게 끝이 아니야. 월경할 때 네 몸에서 무슨 일이 일어나는지 알았으니, 이제 월경을 하는 동안의 위생 관리에 대해서도 이야기해보자. 생리대, 탐폰 등에 대해 알고 나면 월경을 쉽게 치를 수 있을 거야.

생리대, 탐폰, 기타 등등

여러 회사에서 월경 위생 관리 제품을 만들어두었단다. 가장 인기 있는 제품이 생리대와 탐폰이야. 두 제품 모두 월경혈을 흡수할 목적으로 만들어졌어.

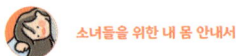

속옷에 붙여서 흐르는 월경혈을 모으는 직사각형 모양의 제품이 생리대야. 질 안에서 월경혈을 흡수하도록 설계된 가느다란 원기둥 모양의 제품이 탐폰이고. 생리컵도 있어. 질 안에서 월경혈을 담을 수 있게 플라스틱이나 고무로 만든 작은 컵이야.

생리대를 선호하는 사람, 탐폰을 선호하는 사람, 생리컵을 선호하는 사람 또는 월경하는 동안 이 세 가지 모두를 사용하는 사람도 있어. 너에게 가장 잘 맞는 게 무엇인지 실제로 사용해봐야 알 수 있겠지.

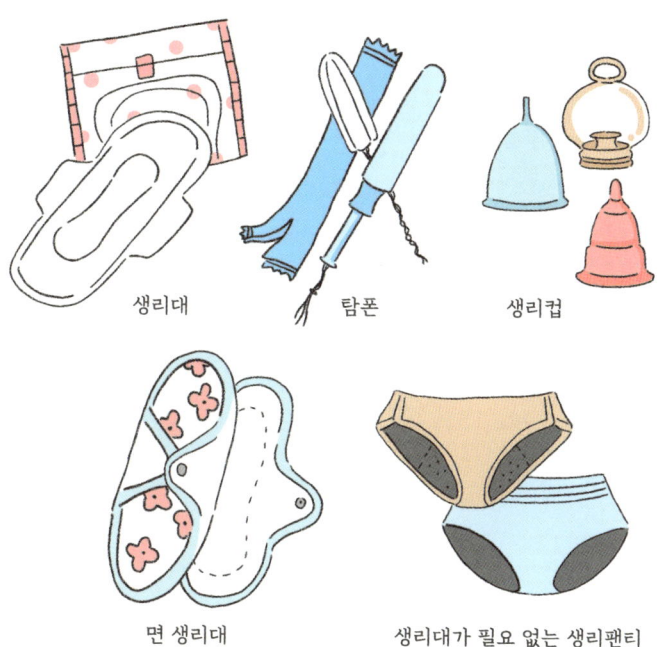

생리대   탐폰   생리컵

면 생리대   생리대가 필요 없는 생리팬티

생리용품 사기

대부분의 약국과 마트, 편의점에서 생리대와 탐폰을 살 수 있어. 생리컵은 파는 곳이 많지 않고 초기 구매 비용이 꽤 비싸. 건강식품이나 천연제품 판매점에서 살 수 있어. ▶ 생리대와 탐폰처럼 일회용이 아니라서, 생리컵은 관리를 잘하면 몇 년 동안 사용할 수 있어.

생리대와 탐폰은 흡수력과 크기에 따라 종류가 다양해. 물론, 생리용품을 만드는 회사에서는 더 많은 제품을 사길 바라겠지. 그래서 다양한 종류의 생리용품을 만들기도 해.

생리대 사용법

생리대는 면, 플라스틱 및 기타 재료로 월경혈을 흡수하도록 만들어졌어. 속옷 안쪽에 생리대를 고정하기 위해 생리대 뒷면에 끈적이는 접착제 부분이 있는데, 실수로 끈적이는 쪽을 몸에다 붙이면 안 돼. 아얏!

속옷을 내려 속옷 안쪽에 단단하게 생리대를 붙인 다음 속옷을 올려 입어. 생리대마다 흡수력과 크기가 다양해. 월경량에 따라 하루에 여러 번 생리대를 교체해야 할 거야. 어떤 생리대가 너에게 적합한지, 생리대를 얼마나 자주 갈아야 하는지 참고해보렴.

▶ 옮긴이 주: 외국에서는 생리컵이 이미 대중화됐지만, 우리나라의 경우 2017년 생리대 유해성 논란이 일면서 급격히 관심이 높아졌습니다. 2018년 1월부터 대형마트 등에서도 생리컵 판매가 시작되었지요.

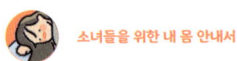

① 생리대 뒷면의 접착제 부분이 나오도록 종이를 떼어낸다.

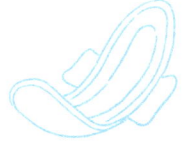

② 속옷을 내려 속옷 안쪽에 단단하게 생리대를 붙인다.

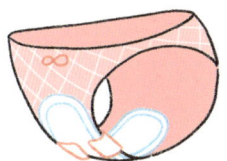

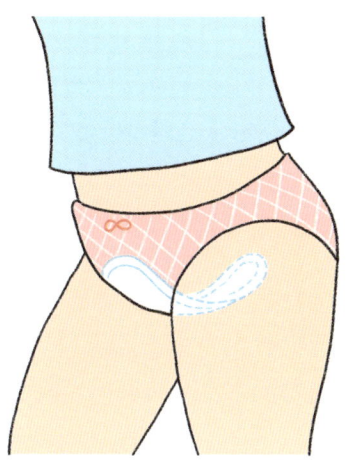

③ 속옷을 올려 입는다.

생리대의 종류

질 분비물이 나오거나 양이 매우 적은 날	팬티라이너가 좋다. 약 4시간마다 또는 필요에 따라 교체한다.
양이 적거나 보통인 날	가장 일반적으로 사용하는 소형, 중형 생리대가 적합하다. 3~4시간마다 또는 필요에 따라 교체한다.
양이 많은 날	대형 또는 오버나이트 생리대가 적합하다. 낮에는 2~3시간마다 또는 필요에 따라 교체한다. 밤에 오버나이트나 팬티형 생리대를 사용하면 양이 많지 않더라도, 밤새 편하게 잘 수 있어서 좋다. 다음 날 일어나기 전까지 생리대를 교체하지 않는 것이 일반적이다. 생리대 옆쪽에는 속옷을 감싸는 용도로 접착성의 날개가 붙어 있는데, 생리대가 움직이지 않게 하고 월경혈이 새는 것을 막아준다.

사용한 생리대 버리기

일회용 생리대를 변기 안에 버려선 안 돼. 배관이 막혀버리거든! 생리대를 제대로 버리는 방법은 생리대 바깥쪽 끈적이는 부분이 겉면이 되도록 단단하게 돌돌 말아서 휴지로 감싼 후 쓰레기통에 넣으면 끝. 개를 키운다면 개가 쓰레기통에 들어가는 일이 없도록 특히 신경 써야 해. 개는 사용한 생리대를 좋아하거든.

여러 번 사용하는 생리대도 있어. 이 책 뒷부분 참고 자료에 있는 다회용 생리대 관련 웹사이트를 참고하렴(160쪽이야).

탐폰 사용법

소녀들은 어느 정도 나이가 들기 전까지는 탐폰을 사용하지 않는 것 같아. 마음의 준비가 되지 않아서 자신의 몸 안으로 무언가 들어가는 게 불편할 수 있어. 무얼 선택하든 좋아. 네 몸은 가장 좋은 걸 알고 있으니까.

탐폰은 면과 기타 재료로 만든 원기둥 모양 제품이야. 월경혈을 흡수하는 용도로 사용해. 탐폰을 뺄 때 잡아당기라고 긴 줄이 연결되어 있어. 질 안에서 월경혈을 흡수하기 때문에 수영이나 운동할 때 편리하게 사용할 수 있어. 생리대는 혈액을 흡수하는 방식 그대로 물도 흡수하기 때문에 수영할 때는 생리대를 쓰지 않아. 만약 사용한다면 매우 불편할 거야!

생리대처럼 탐폰도 흡수력과 크기에 따라 다양한 제품이 있어.

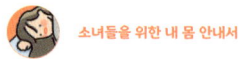

아래 사용법을 살펴보자.

탐폰의 종류	
슬렌더/슬림/주니어	양이 매우 적은 날. 삽입이 쉬우므로 처음 사용할 때 좋다.
레귤러	양이 보통인 날. 가장 일반적으로 사용한다.
슈퍼	양이 많은 날. 탐폰 사용이 처음일 때는 권하지 않는다.
슈퍼 플러스	양이 매우 많은 날. 슈퍼와 마찬가지로 탐폰을 삽입하는 데 익숙해진 후에 사용하기를 권한다.

 양이 적은 날, 탐폰을 사용해봐. 레귤러 사이즈로 시작해서 익숙해지면 필요에 따라 슈퍼 사이즈도 시도해봐. 약 4시간마다 탐폰을 교체해야 해. 처음 사용하면 탐폰에 월경혈이 많이 묻어 있지 않을 수 있어. 어쨌든 규칙적으로 탐폰을 교체해야 해. 그래야 박테리아와 냄새를 피할 수 있어.
 탐폰을 질 내부에 삽입하는 데 도움을 주는 '애플리케이터'라는 것이 있는데, 탐폰은 애플리케이터가 있는 것과 없는 것이 있어. 탐폰 사용법을 한번 알아볼까?

애플리케이터가 있는 탐폰 삽입하는 방법

1. 가장 먼저 해야 할 일은 손이 깨끗한지 확인하는 것. 손을 씻

고 말린 후 포장지에서 탐폰을 꺼낸다.
2. 보통은 서서 탐폰을 삽입하는데, 한쪽 다리를 변기 시트 위에 올리거나 아니면, 다리를 조금 아래로 구부리고 선다. 편한 손(글 쓰는 손)으로 탐폰을 잡는다.
3. 탐폰의 안쪽 작은 튜브가 바깥쪽 큰 튜브(애플리케이터)에 들어가 있는지 확인하고 탐폰의 중앙을 잡는다. 끈이 몸 밖으로 향하는지 확인한다.
4. 바깥쪽 튜브 끝을 질 입구에 놓는다. 쉽게 삽입할 수 있도록 다른 손으로 음순을 연다.
5. 바깥쪽 튜브를 질 입구에서 등 아래쪽으로 향하게 한 다음 밀어 넣는다. 손가락 끝이 몸에 닿으면 멈춘다.
6. 바깥쪽 튜브가 질 안에 들어가면 검지로 안쪽 튜브를 밀어 넣는다.
7. 안쪽 튜브가 완전히 들어가면, 바깥쪽 튜브만 꺼내고 포장지에 넣거나 휴지로 감아서 버린다(변기에 넣으면 안 된다). 끈이 질 외부에 있는지 확인한다.
8. 탐폰이 느껴지거나 불편하면 바르게 삽입되지 않은 것이다. 끈을 부드럽게 당겨 탐폰을 꺼내 다시 시작한다.
9. 손을 다시 씻는다.

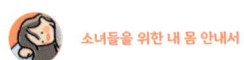
소녀들을 위한 내 몸 안내서

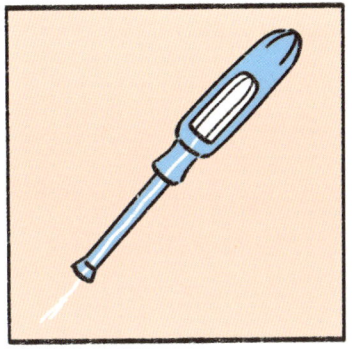

① 탐폰의 안쪽 튜브가 애플리케이터에 들어가 있는지, 끈이 몸 밖으로 향하는지 확인한다.

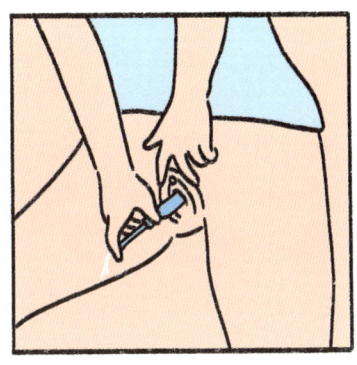

② 긴장하면 근육이 수축하기 때문에 탐폰을 삽입하기 어렵다. 시작하기 전에 여러 번 심호흡해서 긴장을 푼다. 애플리케이터를 질 입구에 놓고 다른 손으로 음순을 연다.

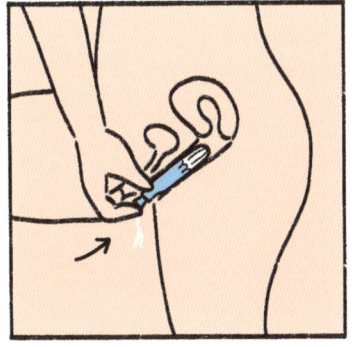

③ 애플리케이터를 질 안에 밀어 넣은 뒤, 검지로 안쪽 튜브를 다시 밀어 넣는다.

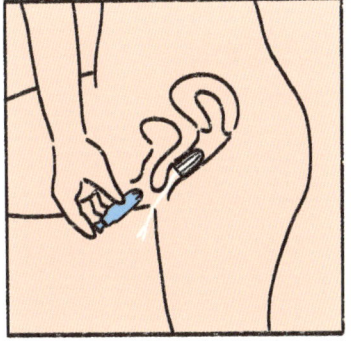

④ 안쪽 튜브가 완전히 들어가면 애플리케이터를 꺼낸다. 끈이 질 외부에 있는지 확인한다.

탐폰을 빼내려면 탐폰이 나올 때까지 끈을 당겨야 해(탐폰에 월경혈이 많지 않으면 꺼내기 조금 힘들 수 있지만 계속 당겨야 해). 탐폰에 월경혈이 조금 묻었어도 재사용하면 안 돼. 대부분의 탐폰은 변기에 넣어도 되지만 애플리케이터는 넣으면 안 돼. 확실하지 않으면 사용한 탐폰을 휴지로 싸서 쓰레기통에 버리도록 하자.

애플리케이터가 없는 탐폰 삽입하는 방법

1. 가장 먼저 해야 할 일은 손이 깨끗한지 확인하는 것. 비누와 물로 손을 씻고 말린 후 포장지에서 탐폰을 꺼낸다.
2. 끈을 잡아당겨 끈이 탐폰에 단단히 붙어 있는지 확인한다.
3. 대부분은 서서 탐폰을 삽입하는데, 한쪽 다리를 변기 시트 위에 올리거나 아니면, 다리를 조금 아래로 구부리고 선다. 편한 손(글 쓰는 손)으로 탐폰을 잡는다.
4. 끈이 보이는지, 끈이 몸 밖으로 향하는지 확인한다.
5. 다른 손으로 음순을 열고, 탐폰을 질 입구에 놓는다.
6. 탐폰을 질 입구에서 등 아래쪽으로 향하게 한 다음 밀어 넣는다.
7. 탐폰이 질 안으로 들어가면, 검지로 탐폰을 밀어 넣는다. 끈이 질 외부에 있는지 확인한다.
8. 탐폰이 느껴지거나 불편하면 바르게 삽입되지 않은 것이다. 끈을 부드럽게 당겨 탐폰을 꺼내 다시 시작한다.
9. 손을 다시 씻는다.

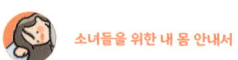
소녀들을 위한 내 몸 안내서

♥ 독성쇼크증후군(TSS) ♥

월경할 때 탐폰을 사용하면 안전해. 하지만 탐폰을 사용할 땐 규칙적으로 갈아주는 것이 중요해. 질 안에 탐폰을 8시간 이상 또는 밤새 두어서는 안 돼. 질 안에 탐폰이 너무 오래 있으면 독성쇼크증후군(toxic shock syndrome, TSS) 발병 위험이 커지거든. 독성쇼크증후군은 매우 드문 세균성 감염인데, 감염되면 너무나 아프대. 어지럼증, 구토, 설사, 발열, 화상 같은 증상이 있으면 즉시 탐폰을 꺼내고, 바로 어른에게 알려서 의사의 진찰을 받아야 해.

월경 키트를 준비하자

월경주기를 잘 알고 있어도 예상하지 못한 날에 갑자기 월경이 시작되기도 하거든. 특히 초경은 언제 할지 아무도 몰라. 그래서 늘 작은 '월경 키트'를 가지고 다니는 게 좋아. 예기치 않게 월경을 시작할 경우를 대비해 필요한 생리용품을 담아두는 작은 가방을 월경 키트라고 해. 월경 키트를 가지고 다니면 월경이 불시에 찾아와도 당황하지 않을 수 있어서 좋아. 어떤 걸 챙겨 넣으면 되는지 살펴보자.

월경 키트에 넣어야 할 것들

생리대 또는 탐폰(두 가지 다 몇 개씩)

작은 비닐봉지(사용한 생리대를 버리기 위해)

여벌의 속옷(혹시나 속옷을 버린 경우를 대비해)

휴대용 물티슈(지저분해지면 닦기 위해)

완벽하게 준비한 여자아이도 월경할 때 옷에 피가 묻기도 해. 그러니 당황해할 필요 없어. 월경이란 정기적으로 찾아오는 우리 몸의 일부야. 피가 묻는 건 일상적인 일이야(성가시긴 하지만). 학교에서 옷에 피가 묻었다면, 재킷이나 셔츠로 가려봐(없으면 친구에게 빌려달라고 해).

그런 다음, 학교 보건 선생님께 도와달라고 해. 학교 보건실에서는 이런 때를 대비해 여벌의 옷을 준비해두거든. 월경하는 사람이면 정말로 누구나 겪는 일이야!

핏자국을 제거하려면 찬물에서 비누로 얼룩이 없어질 때까지 문질러야 해. 세탁한 옷을 건조기에 넣으면 안 돼. 얼룩이 남을 수 있거든. 주위의 어른들에게 얼룩을 어떻게 없애는지 물어보렴.

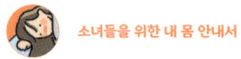
소녀들을 위한 내 몸 안내서

♥ 월경에 관한 근거 없는 이야기들 ♥

월경에 관한 신비롭고 재미있는 이야기가 많아. 몇 가지를 소개할게.

붉은 달, 블러드문
오랫동안 사람들은 월경주기가 달의 주기를 따른다고 믿었어. 평균 월경주기가 28일이고 달 주기는 29.5일이니까, 믿을 만했지. 하지만 연구에 따르면, 달이 월경주기를 제어하지는 못한다고 밝혀졌어.

친구와 함께▶
여성들이 오래도록 함께 지내면, 같은 날 동시에 월경하게 된다고들 해. 한 자궁이 다른 자궁에 영향을 미친다니 이 또한 재미있지만, 근거 없는 이야기야. 함께 살았던 수천 명의 여성과 소녀들을 대상으로 한 최근의 연구에서 이들 모두가 서로 다른 날 월경을 했다는 사실을 발견했어.

상어의 공격?
Q: 월경할 때 바다에 가면 상어가 공격할 수 있다고? 진실일까? 거짓일까?

A: 거짓! 월경할 때 바다에서 수영해도 안전해. 상어는 피 냄새를 맡지 못한대!

▶ 옮긴이 주: 많은 여성이 경험적으로 월경주기가 비슷해진다고 말하지만, 과학자들은 잠정적으로 우연이라는 쪽에 무게를 싣고 있습니다. 여전히 '생리주기 일치'의 수수께끼는 명확하게 풀리지 않았습니다.

6장 잘 먹기, 네 몸에 필요한 에너지 공급하기

자, 지금까지 사춘기에 몸이 겪게 될 변화에 대해 알아보았어. 사춘기 기차 여행을 하며 우리 몸의 고유하고 환상적인 면면도 만나보았지. 여정을 따라가면서 네 몸을 돌보는 방법도 배웠고! 사춘기를 겪는 동안 몸을 건강하게 유지하는 데 도움이 되는 세 가지 방법이 뭔지 기억하니? 그래. 짐작대로 영양이 풍부한 음식 먹기와 즐겁게 운동하기 그리고 푹 자는 것이야.

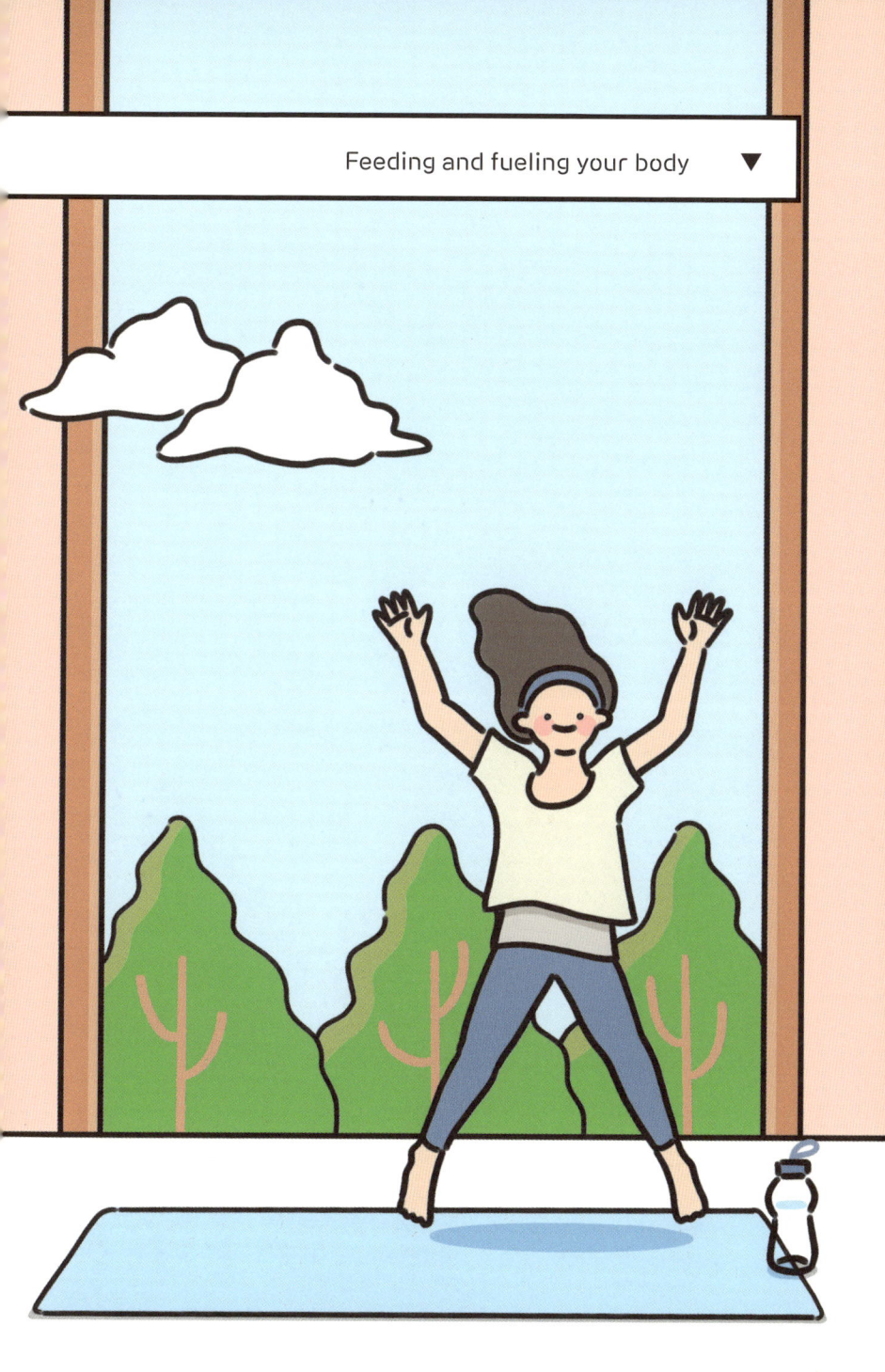

영양

네 몸은 사춘기라는 일생일대의 성장과 변화의 여정에 있기 때문에 건강에 좋고 영양이 풍부한 음식이 필요해. 영양이라는 단어를 들으면 완두콩이나 네가 싫어하는 음식처럼 가장 맛없는 음식만 떠오르겠지만, 영양가 있는 음식이 맛있을 수도 있어. 몸에 좋은 음식을 맛있게 즐겨보렴.

올바른 영양 섭취는 성장은 물론 사춘기가 언제 시작되는지에도 영향을 미쳐. 영양이 충분하지 않으면 사춘기 시작에 필요한 호르몬을 만들어내지 못해서 사춘기가 더디게 올 수 있어. 또 건강에 해로운 음식을 너무 많이 먹으면 사춘기가 예상보다 빨리 시작되는 성조숙증을 겪을 수 있어. 영양가 있는 음식을 잘 먹는 방법에 대해 이야기해보자.

맛의 무지개

무지개를 먹는다는 게 뭘까? 사춘기를 겪는 몸이 건강한 음식을 잘 먹고 있는지 확인하는 방법인데, 진짜로 무지개를 먹는 건 아니고 무지개 색깔의 자연 음식으로 구성된 무지개 식단을 먹는 걸 말해. 사춘기 몸에 필요한 비타민과 미네랄이 들어 있지.

여기 맛있는 무지개 색깔 음식이 있어. 이 음식들을 잘 먹으면 성장에 도움이 될 거야.

빨강	사과, 체리, 적양배추, 딸기, 토마토, 수박 등. 기억력에 좋고 심장을 건강하게 한다.
주황·노랑	땅콩, 단호박, 캔털루프(주황 멜론), 당근, 망고, 오렌지, 파인애플, 감자, 고구마, 노란색 피망 등. 눈을 건강하게 하고 심장 및 면역 체계에 필요한 비타민을 공급한다.
초록	아스파라거스, 브로콜리, 방울다다기양배추, 콜라드(케일의 종류), 오이, 껍질콩, 피망, 케일, 완두콩, 시금치 등. 치아와 뼈를 튼튼하게 하고, 선명한 시력을 유지하는 데 도움을 준다.
파랑·보라	사탕무, 블랙베리, 블루베리, 강낭콩, 가지, 무화과 등. 기억력을 높이고 나이가 들어도 몸이 건강하게 유지되도록 도와준다.
하양	생강, 버섯, 양파 등. 심장이 힘차게 뛰고 건강하도록 도와준다.

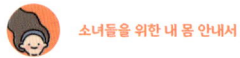
소녀들을 위한 내 몸 안내서

하지만 "주황색 체다 치즈 감자 칩, 빨간색 딸기 맛 칩, 초록색 사과 맛 젤리로 무지개를 만들어 먹는 건 어때요? 그것도 무지개 식단이에요?"라고 물을 수도 있겠구나.

글쎄, 색깔은 무지개색이지만, 아마도 네 몸에 정말로 필요한 영양소를 얻기보다 배가 아프거나 충치 때문에 치과에 갈 일이 더 생길 것 같은데? 무지개색 정크푸드(열량은 높고 영양은 낮은 패스트푸드나 인스턴트식품)는 사춘기 몸의 성장에 별 도움이 안 돼. 설탕, 지방, 소금이 많이 든 음식은 나이가 들수록 건강에 문제를 일으킬 수 있어.

그렇다고 과자나 사탕, 케이크를 절대로 먹지 말라는 건 아니야. 적당히 먹는 건 괜찮아. 하지만 아침, 점심 또는 저녁 식사에서 과일과 채소, 곡물을 먹는 대신 이런 음식만 먹어선 안 돼. 원래 형태에 가까운 신선한 자연식품이 건강에 좋아. 가공식품은 피하려고 노력해야 해.

음식이 어떻게 만들어졌는지 알아보는 가장 좋은 방법은 포장지를 보는 거야. 상자나 캔에 들어 있거나 가루, 시럽, 다른 맛을 내는 성분이 들어 있는 음식은 대개 가공식품이야. 가공식품에는 설탕과 소금, 지방이 많이 들어 있고 영양소가 거의 없어. 가능하면 신선한 음식을 먹는 게 좋아. 예를 들어, 신선한 복숭아는 통조림 복숭아와 영양에 있어서 비교할 수 없지.

너의 몸이 최고의 상태를 유지하기 위해서는 여러 가지 영양소가 필요해. 고기, 생선, 콩, 치즈가 함유된 단백질 음식은 건강한 근육을 발달시키는 데 도움을 줘. 에너지를 얻기 위해 철분이 필요하고, 우리 몸이 질병과 싸우기 위해서는 아연이 있어야 해. 미네랄을 흡수할 수 있도록 엽산도 섭취해야 해.

 장을 볼 때 건강한 음식을 사도록 신경 쓰자. 식료품을 살 때 옆에서 무지개 색깔의 맛있고 신선한 음식을 고르도록 부모님을 도와드리렴. 맛있을 뿐 아니라 몸이 빠르게 성장하는 데도 좋다고 말이야.

아침 식사로 하루를 시작하자

아침 식사는 네 몸에 주는 최고의 선물이야. 매일 아침밥을 먹는 건, "몸아, 안녕! 오늘 만나서 반가워!"라고 말을 거는 거야. 식사 중에 아침이 제일 중요해. 생명을 유지하는 데 필요한 복잡한 기능을 실행할 에너지를 제공하거든. 또한 오후에 짜증이 나거나 피곤하지 않도록 도와줘. 훌륭한 아침 식사로 오트밀, 과일 스무디, 달걀과 토스트, 바나나와 땅콩버터 등이 있어.▶

▶ 옮긴이 주: 이 책의 저자는 미국 사람이니 미국식 식단 중 좋은 것을 제안했을 거예요. 이 외에도 한식으로 죽이나 누룽지, 간단한 밥과 기름지지 않은 두어 가지 반찬도 괜찮겠지요.

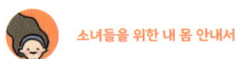

알레르기, 채식 등 특수 식품에 대한 요구사항

사람마다 필요한 영양소가 다르고 각자 음식에도 다르게 반응해. 어떤 사람들은 글루텐(밀 제품)을 먹을 수 없고, 또 어떤 사람들은 특정 음식에 알레르기를 일으키기도 하지. 우리 몸을 돌본다는 건 때로 우리 몸이 어떤 음식을 원하는지 알아내는 일이기도 해.

특정 음식에 부정적인 반응을 일으키는 음식 알레르기(가려움, 부기 등의 위험한 반응)는 젊은 사람들에게 흔히 일어나는 문제야. 실제로 미국에서는 최대 300만 명이 음식 알레르기를 갖고 있대. 불행히도, 몸에 좋지 않은 음식이 맛있을 수 있어. 그래서 곤란한 일을 겪기도 해. 아무리 맛있더라도 알레르기가 있는 음식은 절대로 먹으면 안 돼.

사춘기에는 호르몬 분비와 스트레스 때문에 알레르기가 더 심해질 수 있어. 건강을 유지하기 위해 위험한 반응을 유발하는 음식은 피해야 해. 네 몸이 고마워할 거야!

고기를 먹지 않는 사람들을 채식주의자라고 해. 종교나 동물 보호 등 여러 가지 이유로 사람들은 채식주의자가 되기도 하거든. 채식주의자이거나 또는 채식주의자가 되려고 한다면, 고기가 아닌 다른 음식에서 필요한 영양소를 얻는 방법을 찾아야 해. 육류 제품에서 얻을 수 있는 단백질과 비타민(B_{12} 등)이 추가로 필요할 거야. 주변의 어른과 의사와 상담해서 성장하는 데 필요한 영양소를 확인해보도록 하자.

♥ 너를 위한 특별한 경우의 식사 ♥

생일 파티 때나 식당에 갔을 때, 음식에 대한 너의 특별한 요구사항(알레르기가 있거나 채식주의자인 경우 등)이 있다면 어른에게 미리 알려야 해. 음식을 가린다고 하면, 네가 까다로운 사람처럼 보일까 봐 걱정되니? 전혀 그렇지 않아. 네 몸에 좋은 음식이 무엇인지 배우는 건 자랑스러운 일이야. 자신을 돌보고 이 세상에 다양한 몸이 있다는 걸 알리는 훌륭한 방법이야.

운동하기

네 몸에 이로운 가장 좋은 방법 중 하나는 몸을 움직이는 거야! 운동은 끊임없이 변하는 네 몸을 지원하는 훌륭한 방법이란다.

지금 당장 점핑잭▶ 300개를 하고 체육관 트랙을 12바퀴씩 달려야 한다는 게 아니야. 점핑잭과 달리기를 정말 좋아한다면 몰라도! 하지만 몸을 움직여서 너를 행복하게 하고 땀나게 하는 방법을 찾아야 해. 춤추는 걸 좋아하니? 그렇다면 부모님과 선생님께 댄스 수업을 신청하려면 어떻게 하는지 도와달라고 해봐. 아

▶ 옮긴이 주: 차렷 자세에서 뛰면서 발을 벌리고 머리 위에서 양손을 마주쳤다가 다시 원상태로 돌아오는 동작으로, 우리가 아는 팔 벌려 뛰기(P.T. 체조)를 뜻합니다.

니면, 집에서 춤추는 시간을 만들어도 좋아. 스포츠를 좋아하니? 학교에서 농구, 소프트볼, 축구 등 좋아하는 스포츠 팀에 가입해 봐. 주말에는 친구들과 함께 놀 수 있겠지. 몸을 움직이는 방법은 아주 많아. 중요한 건 네가 움직이는 거야.

운동하면 좋은 점

근육과 뼈를 강하게 만드는 방법을 알고 싶니? 근육과 뼈를 움직여봐! 충분한 에너지와 집중력을 갖길 원하니? 편안하고 차분해지고 싶다고? 몸을 움직여봐! 운동은 사춘기에 필요한 힘과 에너지를 줄 거야.

운동을 얼마나 해야 할까?

의사들은 보통 매일 최소 1시간은 운동하라고 해. 좋아하는 운동을 한다면 1시간은 쉽게 지나갈 거야. 아예 안 하는 것보다는 조금이라도 하는 게 낫다는 걸 기억해. 한동안 운동을 하지 않아서 갑자기 하기 어렵다면, 가볍게 시작해서 조금씩 늘려나가렴. 20분 정도 친구와 산책을 하거나, 이웃집 개를 산책시켜도 되는지 물어보렴.

몸을 움직이는 연습은 하면 할수록 쉬워질 거야. 일반적인 운

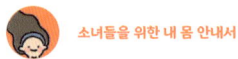

동을 하기 어려운 장애가 있다면, 네 몸에 맞고 재미도 있는 운동을 찾아야 해. 할 수 있는 한 오래 해봐. 사람마다 몸에 맞는 운동은 다를 수 있어. 아이디어를 얻기 위해, 아래 열 가지 재미있는 몸 움직이기 게임을 집에서 즐겨봐!

1. 물구나무서기: 복부 근육을 강화하고 뇌에 혈액을 공급한다.
2. 줄넘기: 심장박동을 유지한다. 밖에서 친구와 함께한다.
3. 2인 1조 경기, 게걸음, 곰 걸음 운동: 함께할 파트너를 찾아 한 사람이 뒤에 서서 다른 사람의 다리를 들어서 함께 걷는다. 팔, 다리, 위장을 튼튼하게 한다.
4. 동물 경주: 토끼뜀, 개구리 점프, 오리걸음 등 동물을 흉내 내 누가 가장 멀리까지 갈 수 있는지 겨룬다.
5. 장애물 코스: 베개, 인형, 장난감 등으로 거실에 장애물 코스를 만든다(가구를 옮길 때는 어른의 허락을 받는다). 집 밖에서 바닥에 분필로 지도를 그려서 할 수도 있다.
6. 프리즈 댄스: 춤을 추다가 음악이 멈추면 움직이지 않는다. 음악이 시작되면 다시 춤을 춘다.
7. 뽁뽁이 터트리기: 뽁뽁이가 다 터질 때까지 터트리며 즐겁게 보낸다.
8. 청소 경주: 타이머에 2분을 설정한다. 친구와 자신이 얼마나 빨리 청소할 수 있는지 겨룬다. 경주로 해도 되고, 집안일에

도움이 되는 즐거운 게임으로 해도 된다.
9. 베개 싸움: 베개로 상대방을 공격한다.
10. 팝콘 푸시업(팔굽혀펴기): 작은 그릇에 팝콘을 담아 바닥에 놓는다. 팔굽혀펴기하면서 혀를 내밀어 팝콘을 조금씩 먹는다.

안전하게 몸 움직이기

우리 몸은 튼튼하지만 섬세하고 조심스럽게 움직여야 해. 몸을 움직이기 전에 준비를 해야 해. 운동경기를 하거나 친구와 춤을 출 때 준비운동과 정리운동을 하는 건 특히 중요해. 댄서와 운동선수의 경우, 춤과 운동이 근육과 뼈에 주는 스트레스 때문에 더 자주 부상을 입기도 하거든.

운동을 시작하기 전에 근육을 따뜻하게 하는 게 좋아. 준비운동에는 스트레칭, 가벼운 산책, 천천히 수영하기 등이 있어. 그 밖에 근육운동을 준비하는 데 도움이 되는 쉬운 운동도 있어.

정리운동은 몸이 서서히 휴식 상태로 돌아가도록 도와줘. 운동하다가 갑자기 멈추면 근육이 충격을 받아 아프거나 심각한 부상을 입을 수 있어. 심장박동이 느려질 때까지 움직임을 늦추고 스트레칭을 해야 해. 심장이 천천히 뛰고 호흡이 느려지면 몸은 안전하게 쉴 수 있단다.

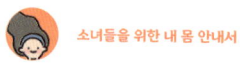
소녀들을 위한 내 몸 안내서

최고의 음료, 물!

생존하는 데 꼭 필요한 게 뭘까? 물이야! 물은 세상에서 가장 신비로운 물질이야. 네 몸이 대부분 물로 이루어져 있다는 거 알고 있니? 물은 몸이 원하는 최고의 음료야. 기분을 좋게 하고 잘 움직이도록 도와줘.

매일 물을 얼마큼 마셔야 하는지 확실하지 않지만, 다른 음료보다 물을 더 많이 마셔야 한다는 건 확실해. 소다와 주스에는 설탕과 소금이 들어 있어서 많이 마시면 몸이 제대로 작동하지 않아. 운동을 시작하기 전에 물 한두 잔을 마시고, 운동 중에 한 잔 그리고 운동하고 나서 적어도 물 한 잔을 마셔야 해. 목이 마를 때까지 물을 마시지 않으면, 몸은 이미 물이 부족한 상태인 거야.

잠

네가 잠자기 전에 책 읽는 걸 좋아하든 머리가 베개에 닿자마자 꿈나라로 떠나든, 한 가지는 확실해. 사춘기 동안 (그리고 사춘기 이후에도) 건강하고 행복하게 지내려면, 잠이 꼭 필요해. 매우 충분히 자는 것 말이야.

네 몸은 일생의 다른 날들보다 빠르게 성장하고 있어. 몸에서 새로운 호르몬이 만들어져서 몸이 새로운 기능을 시작하게 되는데, 이러한 큰 변화를 겪으려면 엄청난 에너지가 필요하거든. 네 몸이 이러한 변화를 성공적으로 해내기 위해서는 충분한 잠이 필요해.

얼마나 많이 자야 해?

만 8세에서 만 11세 사이의 여자아이는 매일 밤 9~11시간 잠을 자야 해. 몸을 잘 돌보기 위해서 늦은 시간에 하는 텔레비전 쇼는 때로 포기하는 게 좋아.

왜 그렇게 많이 자야 해?

평소보다 졸리거나 아침에 일어나기 힘드니? 더 자고 싶은 건 사춘기의 정상적인 현상이야. 성장 급등(대부분 뼈 성장은 자는 동안 이루어져), 호르몬 분비 그리고 부풀어 오르는 가슴처럼 이전에 없던 새로운 신체 부위를 만드느라 네 몸이 큰 임무를 수행하고 있다는 걸 기억해. 이건 엄청난 양의 일이야. 그 일을 하려면 에너지가 필요해.

 잠을 제대로 자지 않으면 기억력, 학습 능력, 기분에 영향을 받을 수 있어. 단어 시험 때문에 짜증 나고 지치고 졸린 사람이 되고 싶진 않지? 잠을 충분히 자면, 뇌와 몸이 최고의 상태가 될 거야.

건강한 수면을 위한 세 가지 팁

학교, 숙제, 여러 가지 활동과 친구, 가족, 집안일 등으로 아마 넌 꽤 바쁠 거야. 아휴! 너무 많은 일을 계속하다 보면, 피곤해도 잠자기 어려울 수 있어. 아래에서 잠을 잘 잘 수 있는 팁 몇 가지를 소개할게.

1. 잘 시간에 잠자리에 들기
   매일 밤 정해진 시간에 잠자리에 들면, 몸이 잘 시간이라는 걸 알게 되고 수면 시간을 확보할 수 있어.

2. 잠을 쫓는 음식과 음료 피하기
   어떤 음식과 음료에는 네 몸에 에너지를 증가시키거나 잠을 깨게 하는 성분이 들어 있어. 잠자기 전에 이런 음식과 음료를 먹으면 잠들기 어려워.
   소다, 커피, 일부 차와 초콜릿 같은 음식에는 카페인이라는 성분이 들어 있어서 잠드는 것을 방해해. 하루에 먹어야 할 카페인의 양을 지키고, 자기 전 적어도 5시간 동안에는 카페인을 피해야 해.

3. 불 끄기
   우리 몸은 낮에 깨어 있고 밤에 잠을 자도록 설계되어 있어서 빛을 보면 낮이라고 속기도 해. 전등, 컴퓨터, 휴대폰 화면이 켜져 있으면 우리 몸에 깨어 있어야 한다는 혼동을 주기도 하지. 잠자기 30분 전에 조명과 화면을 꺼서 몸에 휴식과 재충

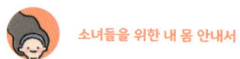

전의 시간이라고 알려줘야 해.

도움이 안 되는 것들

영양과 운동 그리고 잠이 사춘기 기차를 움직이게 하지만, 다음 세 가지는 사춘기 기차를 멈추게 해. 그러니 하지 마.

담배

담배 회사가 돈을 많이 벌기 위해 사람들에게 담배를 피우는 것이 멋지다고 생각하게끔 했어. 담배는 중독성이 있어서 일찍부터 담배를 피우게 되면 그만큼 담배 회사가 돈을 많이 벌겠지(한번 시작하면 끊기 어려워).

다음을 기억해. 첫째, 넌 매우 똑똑하니까 교활한 담배 회사가 수년 동안 널 이용하도록 두진 않을 거라는 것. 둘째, 담배는 기침을 유발하고 옷과 머리카락에 나쁜 냄새를 배게 하는 걸 넘어 건강에 치명적이라는 사실. 담배는 암, 폐 질환 및 생명을 위협하는 각종 질병을 유발해. 담배 회사가 널 속이도록 두지 마. 담배 피우지 마!

술과 약물

여러 게시판, 광고 및 잡지는 계속 술에 대해 말하고, 텔레비전 프로그램과 뉴스는 약물에 대해 끊임없이 이야기하고 있어. 같은 이유로 담배 회사는 담배에 대해 이야기해. 왜일까? 사람들이 술을 사 마실 때 술 제조 회사가 돈을 많이 벌고, 사람들이 약물을 하면 약물 딜러가 돈을 많이 벌어. 같은 이유야.

자, 이걸 잘 봐. 약물과 술은 청소년에게 특히 위험해. 물론 어른들에게도 위험하지. 사춘기에 몸은 변하고 성장해. 술과 약물은 그 과정에 해를 끼치고 어른이 되고 나서도 계속해서 문제를 일으킬 수 있어.

술과 약물(대마초 포함)은 뇌 손상을 일으키고 신장, 간, 심장이 자라는 데 해를 입힐 수 있어. 간단하게 말해서, 약물과 술은 네 몸에 엄청난 피해를 줄 수 있어.

어떤 아이들에게는 술 마시고 약물을 하며 담배를 피우는 것이 멋져 보일 수 있겠지. 종종 자존감이 낮아지거나 삶에서 문제를 겪을 때 어떻게 대처해야 할지 몰라서 술과 약물을 찾기도 해.

이럴 때는 신뢰할 수 있는 어른을 찾아서 자기 마음속의 감정과 문제에 관해 이야기하는 것이 좋아. 도움을 요청하는 것도 괜찮아. 혼자 힘든 일을 겪을 필요는 없어.

성장하는 것은 때로 힘이 드는 일이지만, 너에게는 멋지고 용감한 청년으로 성장할 모든 힘과 재능이 있기에, 약물과 술이 필요하지 않단다.

♥ 너에겐 친구가 있어! ♥

밤에 잠들기 어려워도 걱정하지 마! 넌 혼자가 아니야. 과학자들은 어린이 10~33퍼센트가 악몽을 꾸거나 한밤중에 잠을 깨는 등 수면 문제에 시달린다고 밝혔어.

누구라도 가끔 악몽을 꾸고, 자다가 깰 수 있어. 대부분의 악몽은 뇌가 무언가를 처리하기 두려워하거나 걱정하고 있다는 걸 뜻하거든. 악몽 때문에 잠들기 어렵다면, 어른에게 알려야 해.

무섭고 폭력적인 텔레비전 프로그램과 게임은 피해야 해. 꿈에 나타날 수 있거든. 부드러운 음악을 듣거나 가벼운 책 읽기로 편하게 잠들 수 있게 도움을 요청해봐.

몇몇 여자아이들은 불면증 때문에 고생하고 있어. 걱정과 정서적인 스트레스(가족이나 친구와 관심사), 아프거나 불편한 느낌(목이 아프거나 기침이 있거나 코가 막혀서) 또는 온도(실내 온도가 너무 높거나 너무 낮거나) 같은 상황이 불면증을 일으켜. 사람들이 대부분 가끔 불면증에 시달려. 불면증이 1~2주가 넘도록 계속되면 어른과 상담해야 해. 의사 선생님이 도와줄 거야.

7장 감정과 친구 Feelings and friends

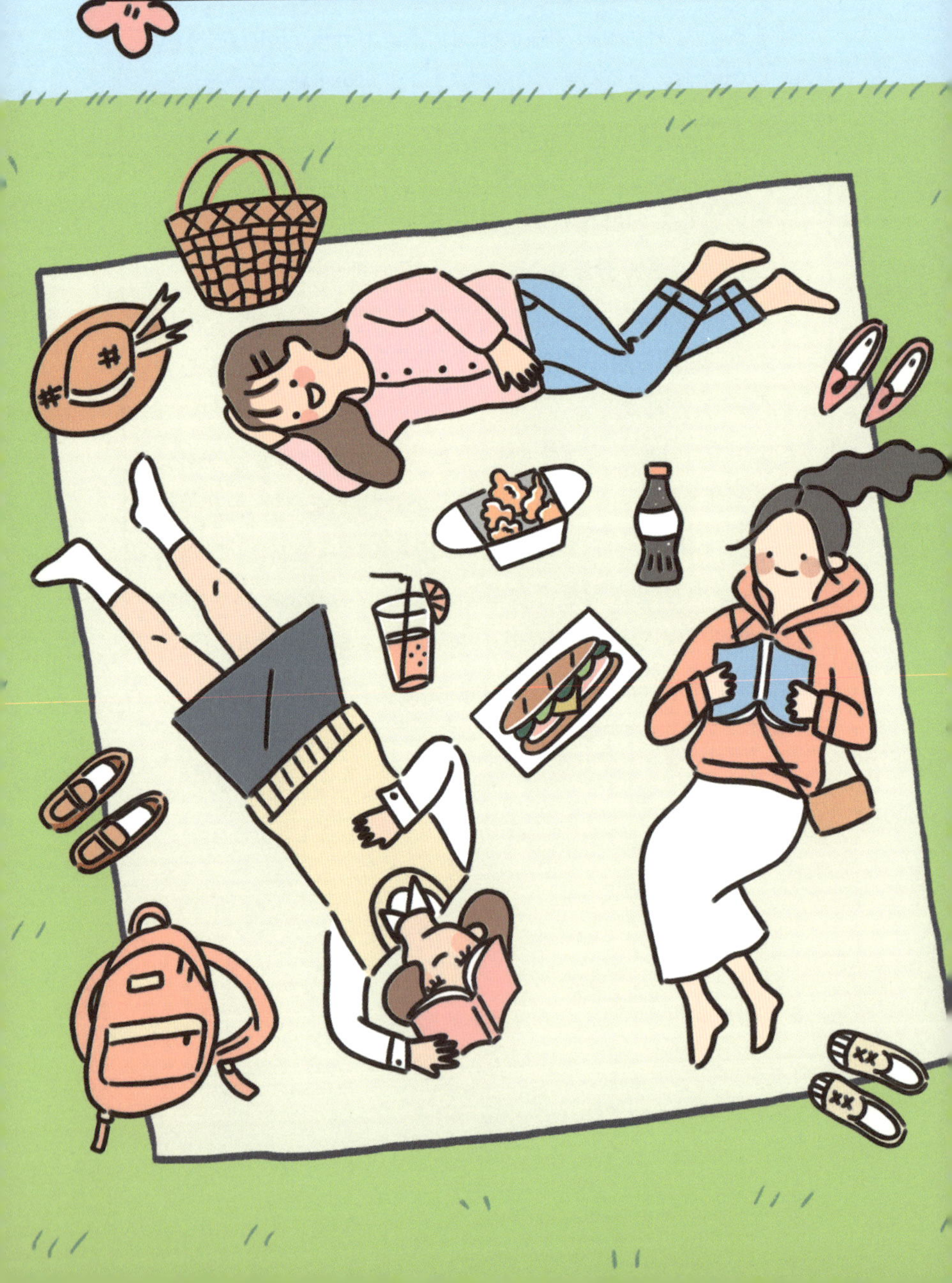

여기까지 오느라 너와 네 몸은 엄청난 일을 겪었어. 자신에게 파이팅을 해주자! 그동안 매력적이고 멋진 몸에 대해 많이 배웠어. 그렇다고 사춘기에 몸만 변하는 건 아니야. 감정의 변화도 경험하게 될 거야. 사춘기는 감정과 친구 및 생각도 변하는 시기야. 이 장은 사춘기 기차 여행의 '감정'역이고, 우리는 모두 이곳에서 내려야 해. 감정의 변화에 관해 이야기해보자. 출발!

감정 기복

사춘기는 대부분 기차 여행 같지만, 가끔은 높은 언덕과 가파른 절벽을 지나는 롤러코스터를 탄 것처럼 느껴질 때도 있어. 엄마의 말 한마디가 마음에 안 들어서 바로 뛰쳐나가 네 방으로 들어간 적 있니? 감정이 뒤죽박죽이라고 가끔 느끼니?

네가 지금 겪고 있는 대부분의 일은 이 책에서 다뤘던 내용과 관련이 있어. 짐작이 가니? 맞아. 호르몬 때문이야. 네 몸에서 만들어지는 호르몬이라는 새로운 화학물질이 너의 성장을 돕거든. 이러한 호르몬은 네 몸의 기능에 영향을 미치고, 네 감정에도 영향을 미친단다.

왜 이렇게 과격할까?

인간은 감정의 동물이야. 기쁨, 슬픔, 분노, 좌절, 혼란, 걱정, 호기심, 흥분, 공포 그리고 이름 없는 수많은 감정을 느껴! 강렬한 느낌은 인간의 일부분이야. 네 몸이 새로운 호르몬에 적응할 때, 감정이 이전보다 더 크게 느껴질 수 있어. 어떤 면에선 이전보다 감정이 더 커져서 평소보다 더 민감하게 느끼기도 해. 이유 없이 눈물이 나는 날이 있고, 사소한 일에 매우 화가 나는 순간도 있을 거야. 이 모든 게 다 정상이야. 그러니 괜찮아.

  물론 변화하는 감정이 어색하고 때로 과격할 수 있어. 친구나 또래를 질투하거나 사랑을 느끼는 등 새로운 감정을 경험할 수도 있어. 오해받았다고 느끼거나 자만할 수도 있어. 자신과 세상에 대해 전에 해본 적 없는 질문이 생기기도 해. 경험이 많아질수록 더 많은 감정을 느끼게 될 거야. 이 시기에 어떤 감정을 경험하든, 넌 중요하고 똑똑하고 능력 있는 사람이란 걸 알고 있어야 해. 어떤 느낌이 들더라도 넌 충분히 좋은 사람이야. 이 느낌이 영원하지 않다는 걸 항상 기억해! 감정은 매우 빨리 변한단다. 휴, 심호흡하고 기다려봐. 단지 사춘기의 일부니까 괜찮아.

내 기분을 어떻게 관리할 수 있을까?

감정이 널 지배하고 이리저리 끌고 다닌다고 느낄 수 있어. 그러

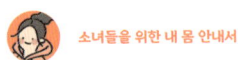
소녀들을 위한 내 몸 안내서

나 거기에 너무 매달릴 필요는 없어. 사춘기의 감정을 관리하는 방법을 알려줄게. 6장에서 벌써 일부를 배웠어.

음식·운동·잠, '빅 3'으로 돌아가기

건강에 좋은 음식을 먹으면 감정을 관리하기 한결 쉽단다. 배가 너무 고프거나, 몸에 좋지 않은 음식을 먹으면 당연히 짜증이 나고 불만이 생겨. 먹지 않으면 몸이 느려지고 축축 처지지. 몸에 에너지가 없으면 기분도 나빠져. 배가 고픈데 화까지 나면 너무 끔찍하잖아. 이 상태를 '행그리(hangry)'▶라고 해. 널 '행그리'하게 내버려두지 마. 하루 세끼 건강한 식사와 간식을 꼭 챙기렴.

운동하면 뇌에서 화학물질이 분비되기 때문에 기분이 좋아져. 좌절감을 느낀다고? 그럼, 주변을 산책해봐. 슬프다고? 수영하거나 음악을 틀어놓고 춤을 춰봐. 몸이 행복해질 거야. 잠도 중요해. 몸과 맘은 재충전할 시간이 필요해. 잠은 뇌의 음식이야. 매일 9~11시간 자지 않으면 마음이 '행그리' 상태가 될 거야.

명상

매일 몇 분 동안 조용히 앉아서 마음을 고요하게 하는 걸 연습하

▶ 옮긴이 주: hangry는 hungry(배고픈)와 angry(화난)의 합성어로 배고파서 화나는 상태를 뜻합니다.

면 네 기분을 관리하는 데 도움이 될 거야. 이 연습을 명상이라고 해. 주체할 수 없는 감정에 대처하는 훌륭한 방법이야. 명상을 하면, 느낌이 사라질 때까지 느낌과 함께하는 법을 알게 돼. 느낌이란 대개 훅 들어오는 법이지만 오래 머물진 않아(책의 뒷부분 '참고 자료' 161~162쪽의 명상 유튜브 동영상을 확인해보렴!).

말과 글로 감정 끄집어내기

강하고 새로운 감정들이 생겨서 혼란스러울 수 있을 거야. 혼란을 줄이는 한 가지 방법은 머리 밖으로 생각을 끄집어내는 것. 널 믿고 보살피며 위해주는 믿음직한 어른에게 감정에 관해 이야기하는 건 힘든 감정에서 빠져나올 수 있는 좋은 방법이야. 네 말을 잘 들어주는 어른을 찾아서 감정이 어떤지 털어놔봐. 그들도 사춘기를 겪었기 때문에 도움이 될 만한 조언을 해줄 거야.

일기 쓰기는 감정을 풀어내는 좋은 방법이야. 두려운 일과 기쁜 일, 성공한 경험을 써봐. 부글부글 화가 났거나 친구에게서 상처를 받았을 때도 일기를 쓰는 거지. 네 옷이 멋져 보이거나 반 친구가 너를 평가한다고 느낄 때도 써. 글쓰기는 감정을 안전한 곳으로 내보내는 쉽고 효과적인 방법이야.

신뢰하는 누군가와 함께 일기를 써도 되고, 혼자 써도 돼. 어느 쪽이든, 글쓰기는 롤러코스터를 타는 느낌을 건강한 방식으로 정리하는 데 도움이 될 거야.

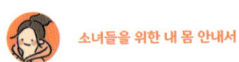

우정은 변해

비밀을 공유하고 늘 함께하는 친구, 파자마 파티를 하고 게임을 하는 친구, 힘든 일이 있을 때 이야기할 수 있고 배꼽 빠지게 서로를 웃게 만들 수 있는 친구, 서로를 화나게 하고 서로에게 상처를 줘도 사과하고 나면 괜찮아지는 친구, 너에게 이런 단짝 친구가 있니? 물론 서로 아무 말 하지 않고 며칠이나 몇 주를 보낼 수도 있어. 우정은 아름답지만 완벽하진 않거든. 네가 좋아하는 것들이 그러하듯, 우정을 오래 간직하려면 잘 돌봐야 해.

안타깝게도 모든 우정이 영원히 지속되는 건 아니야. 평생 함께할 특별한 친구가 몇 명 있을 수 있지만, 네가 변하듯 대부분의 우정은 변해. 수년 동안 친하게 지내온 친구가 있을 수 있고, 몇 주나 몇 달, 또는 한 학년 동안만 친한 친구도 있어. 나이가 들면 우정은 변할 수 있어. 정상이야.

좋은 친구가 되는 방법

오랜 시간을 함께했든 매우 짧은 시간을 함께했든, 네 삶에서 친구는 매우 중요해. 사람에겐 누구나 다른 사람이 필요하고, 그렇기에 우린 친구를 사귀어야 해. 우린 서로 연결돼 있거든. 좋아하는 사람을 찾아서 함께 시간을 보내야 해. 좋은 친구를 찾는 것도, 좋은 친구가 되는 것도 모두 중요해.

안타깝게도, 좋은 친구 되는 방법에는 정해진 답이 없어. 그래서 실수하고 아파하면서 비틀거리고 헤매기도 해. 하지만 꼭 그럴 필요는 없어. 좋은 친구 찾기가 풀리지 않는 수수께끼는 아니거든. 네가 먼저 사귀고 싶은 친구가 되는 거야. 좋은 친구란 누굴까? 좋은 친구가 되는 최고의 자질 스무 가지를 알려줄게.

좋은 친구란

1. 네가 상처받기를 원하지 않는다.
2. 너에게 상처를 줬다면 사과한다.
3. 너와 함께 있고 싶어 한다.
4. 네가 좋은 친구를 많이 사귈 수 있도록 기꺼이 도와준다.
5. 너를 격려한다.
6. 친절하게 대해준다.
7. 네 말을 잘 들어준다.
8. 무엇을 해야 할지 무슨 말을 해야 할지 잘 알지 못해도 널 돕고 싶어 한다.
9. 자신의 잘못을 인정한다.
10. 너의 솔직한 모습을 가장 좋아한다.
11. 너와 다른 사람에 대해 험담하지 않는다.
12. 너에게 다른 친구들 사이에서 자신을 선택하라고 하지 않는다.
13. 뒷담화를 하지 않는다.

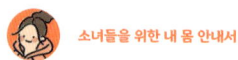
소녀들을 위한 내 몸 안내서

14. 네가 최선을 다하도록 용기를 준다.
15. 정직하다.
16. 너와 네 친구들을 지지한다.
17. 위험하거나 해로운 것이 있으면 알려준다.
18. 너와 함께 웃지, 널 비웃지 않는다.
19. 너를 위해 시간을 낸다.
20. 네 기분이 안 좋거나 걱정할 때, 네 기분이 나아지도록 노력한다.

   좋은 친구가 되는 건 좋은 친구를 찾는 것만큼 중요해. 슬프게도, 네가 위 목록에 있는 모든 자질을 갖춘다 해도 누군가는 여전히 너와 친구가 되고 싶지 않을 수 있어. 유치원 때부터 친하게 지낸 단짝 친구가 초등학교 5학년 때 갑자기 더 이상 단짝 친구이길 원하지 않을 수도 있지.
   물론 상처를 받겠지만, 그 친구가 나빠서도 너에게 잘못이 있어서도 아니야. 단지 너희들이 자라면서 달라졌을 뿐이야. 마음 맞는 친구도 달라질 수 있어. 나이가 든다는 건 새로운 관심사와 취미가 생기는 걸 의미하거든. 오랜 친구가 좋아하는 것과는 다른 나만의 새로운 재미를 찾기도 해. 이 또한 사춘기에 겪는 변화 중 하나일 뿐이야.

우정이 끝난 걸 어떻게 알 수 있지?

친구와 노는 횟수가 점점 줄어들 수 있어. 자주 못 논다고 친구가 아닌 건 아니야. 친구가 바빠졌거나 친구네 집에 무슨 일이 있을 수 있거든. 우정에 무슨 일이 일어나고 있는지 알려면 물어봐야 해. 직접 물어보는 것이 가장 좋은 방법이야.

친구에게 물어보기 전에, 계속 친구 사이로 남기를 바라는지 네 마음부터 확인해보자. 친구 사이로 남길 원치 않으면, 물어보지 않아도 괜찮아. 다른 사람들과 계속 함께하면서 그 친구와 함께하는 시간을 줄여도 돼. 하지만 계속 친구로 남기를 원한다면, 그 친구와 이야기를 나눌 시간을 내야 해.

감정과 우정에 대해 이야기하는 게 좀 불편할 수 있어. 하지만 좋은 친구의 최고 자질 중 하나가 '정직함'이잖아. 먼저 안부를 물어보는 것으로 대화를 시작해봐. 그런 다음, 이전처럼 자주 놀지 못하는 것에 대해 서로 생각을 나눠봐. 네 친구가 학교나 가족 때문에 바빴다고 말할 수 있고, 왜 그랬는지 모르겠다고 말할 수도 있어. 우정에는 두 사람 모두의 노력이 필요하다는 걸 잊지 마. 너는 계속 친구이길 바라는데 네 친구는 그렇지 않다면, 그건 좋은 관계가 아니야. 결과가 어떻든, 대화하는 법을 배우는 건 사춘기를 떠나 언제라도 너에게 도움이 되는 일이야. 의사소통 기술은 심지어 우정이 지속되는 걸 도와준단다.

새로운 친구 사귀기

사람은 누구나 친구가 필요해. 네가 새 친구를 찾고 있는 그 시간에 누군가도 분명 그러고 있다는 거지. 서로가 서로를 찾는 거야. 내성적인 성격이면 조금 어려울 수 있지만 불가능하진 않아. 학교는 친구를 사귀기 좋은 곳이야. 자신을 소개하고 손을 내밀 기회가 많아. 짝과 함께해야 하는 숙제가 있으면, 관심 있는 아이에게 네 짝이 되고 싶은지 물어보는 거야. 도서관에서나 점심시간에 새 친구 옆에 앉아도 되는지 물어보는 거지. 학교만 새로운 사람들을 만날 수 있는 곳은 아니야. 방과 후 활동이나 가족 모임, 이웃과 어울리면서도 새 친구를 사귈 수 있어.

♥ 너에겐 친구가 있어! ♥

친구의 친구를 만나는 건 새로운 친구를 사귀는 좋은 방법이야. 가장 좋은 방법은 친구끼리 자신의 친구를 서로서로 소개해주는 거야. 그들에게 어떻게 하는지 보여줘!

이웃 친구에게 학교 친구를 소개해봐. 아마도 그 학교 친구는 너를 자신의 이웃 친구에게 소개하겠지. 네 생일에 학교, 이웃, 스포츠 팀, 방과 후 활동 등 모든 곳의 친구들을 초대해서 서로 소개하는 거야. 네가 초대받으면, 친구의 친구들에게 인사하는 거지. 그렇게 새로운 친구를 사귀는 거야.

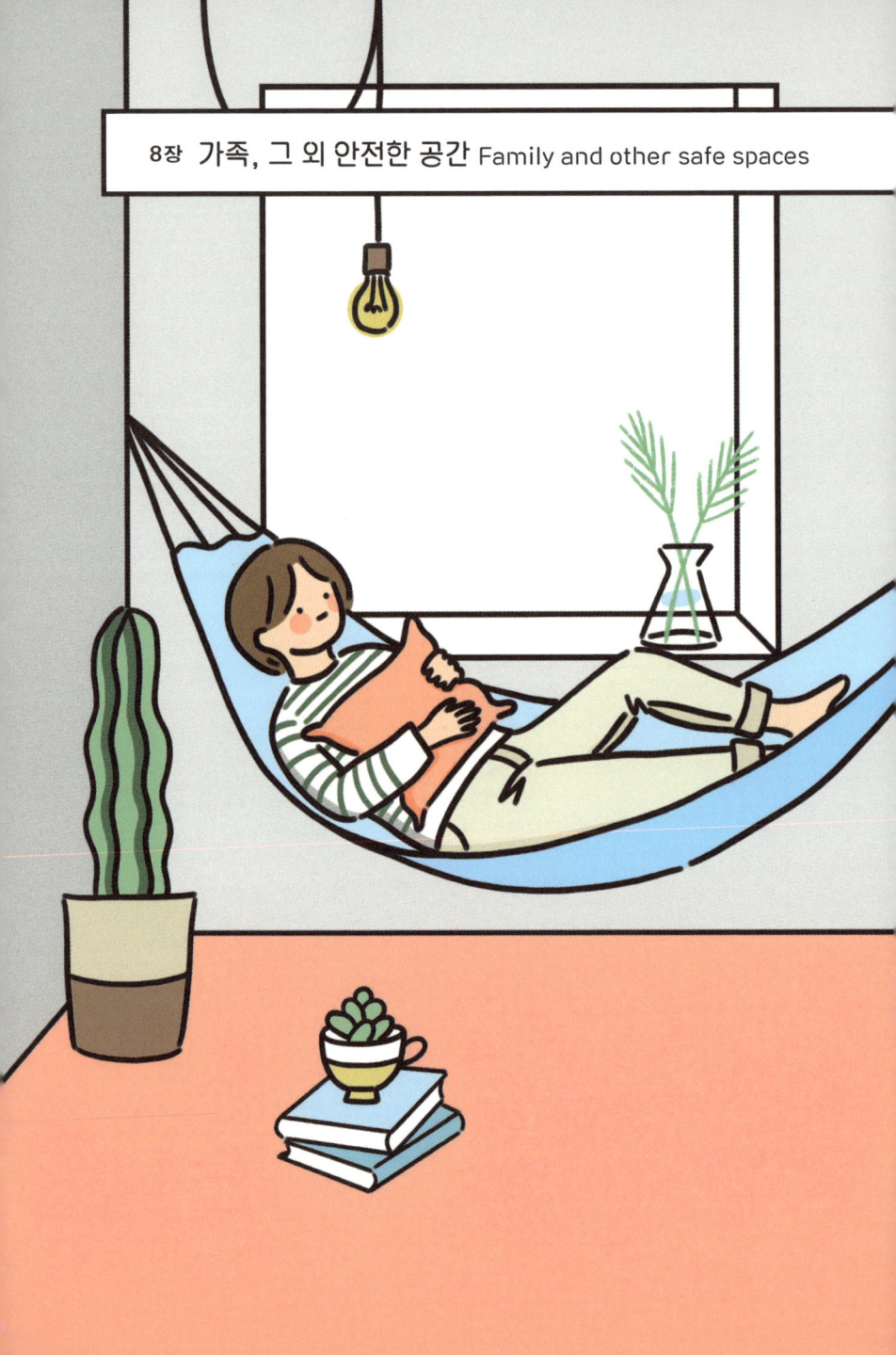

모든 사람이 그렇듯, 모든 소녀는 안전한 공간에서 귀하게 자랄 자격이 있어. 여러 이유로 그런 공간을 찾기 어려울 수 있지만, 현실이 그렇다 해도 누구에게나 안전한 공간이 반드시 있기 마련이야. 바로 자신의 '내면'이지.

사춘기를 거쳐 멋진 성인으로 성장하는 데 필요한 모든 것이 이미 자신의 내면에 지혜라는 이름으로 존재해. 그 지혜를 찾는 법을 배운다면, 가장 필요한 해답을 얻을 수 있을 거야. 내면의 목소리를 잘 듣는다면, 널 지지하고 격려하며 질문에 답을 줄 현명한 사람들을 찾을 수 있단다.

이 장에서 내면의 목소리를 들을 수 있는 몇 가지 방법을 소개할게. 멋진 청년으로 성장하는 데 도움을 주는 사람들과 필요한 것들을 찾을 수 있을 거야.

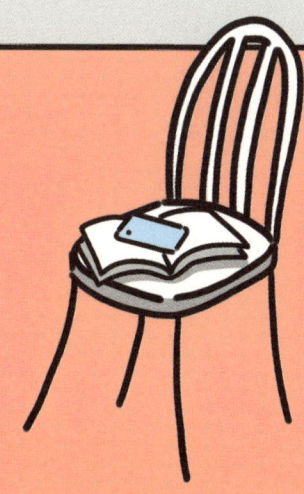

나를 나답게 하는 안전한 방법들

신뢰할 수 있는 어른을 찾아보자

이 책의 곳곳에서 궁금한 사항이나 걱정거리가 있으면 믿을 수 있는 어른을 찾아 이야기를 나눠보라고 했어. "아니 믿을 수 있는 어른인지 아닌지 제가 어떻게 알아요?"라고 묻는다면, 좋은 질문이야! 신뢰할 수 있는 어른이란 일단은 '어른'이어야 해.

 수많은 아이가 또래 친구에게 사춘기와 성장에 관한 질문을 하지. 또래 친구들과 느낌을 공유하는 건 괜찮아. 하지만 또래 친구에게 사춘기 몸과 삶이 어떻게 변화하는지에 대해 묻는 건 적절하지 않아. 사춘기를 겪어보지 않은 친구들이 사춘기에 대해 잘 알고 있을까? 친구들도 너처럼 사춘기라는 새로운 여행에 막

첫발을 내디뎠을 뿐이거든.

그러나 신뢰할 수 있는 어른은 이미 사춘기를 겪었기 때문에 답을 알고 있어. 신뢰할 수 있는 어른이란, 너를 보살피고 네가 안전하고 건강하기를 바라는 사람이야. 그런 어른의 말이 늘 듣기 좋지만은 않겠지. 하지만 네가 가장 좋아지길 바라는 사람이 그들이라는 건 알 거야.

신뢰할 수 있는 어른은 너와 다른 사람 사이에 비밀을 만들지 않아. 육체적으로나 감정적으로 너에게 상처를 주지 않고, 너를 놀리거나 잔인한 말을 하지도 않아. 보통의 소녀들에게는 엄마와 아빠 또는 언니가 신뢰할 수 있는 어른일 수 있지만, 어떤 소녀들에겐 평생 그들이 그 역할을 못 해줄 수도 있어. 가족도 우리의 몸처럼 모두 다를 테니까. 그래도 괜찮아. 너를 믿는 선생님, 학교의 보건 선생님, 또는 의사 선생님이 있잖아? 그들이 신뢰할 수 있는 어른이 돼줄 거야.

그런 어른이 두 명 이상일 수 있어. 우정에 대해 이야기할 땐 학교 선생님을, 월경에 대해 상담할 땐 학교 보건 선생님을 찾는 것처럼. 중요한 건 질문하는 것이 괜찮다는 걸 알고, 네 질문에 답을 알려줄 사람을 찾을 때까지 주위를 둘러봐야 한다는 거야.

질문할 때 긴장되고 당황스러운데 어떻게 하냐고? 긴장하는 건 매우 당연해. 하지만 긴장된다고 도움 요청을 포기해선 안 돼. 질문에 대한 답을 구하는 방법을 알려줄게. 한 가지는 신뢰할 수

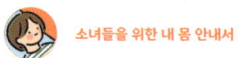

있는 어른에게 이 책을 가져가서 질문하고 싶은 부분을 직접 읽는 거야. 또 다른 방법은 빈 병 하나를 구하고 질문을 적은 종이를 병 안에 넣어서 신뢰할 수 있는 어른에게 전달하는 거야. 병 속 질문을 꺼내서 읽고 답을 달아서 다시 병 속에 넣은 다음 돌려달라고 하는 거지. 직접 질문하기 곤란할 때 활용하기 좋은 방법이야.

항상 동의를 구하자

네 몸은 누구의 것도 아닌 네 것이야. 네 몸을 만질 수 있는 사람과 만져선 안 되는 사람을 네가 결정할 수 있어야 해. 네가 원하지 않는데 껴안거나 뽀뽀할 필요는 없어. 누구든 네 몸에 손대기 전에 네 허락부터 받아야 해. 물론 가족도 마찬가지야.

다른 사람의 몸에 무언가를 하기 전에 반드시 허락을 받아야 하는 것을 동의라고 해. "내 몸을 만지기 전에 먼저 내 허락부터 받으세요"라고 말하면서 동의를 구하는 연습을 할 수 있어야 해. 익숙하고 단호해질 때까지 거울 앞에서 연습해보자. 더 많이 연습할수록, 필요한 순간에 더 편하게 말할 수 있어. 물론 너도 다른 사람의 몸을 만지기 전에 먼저 그 사람의 동의를 구해야 해.

외모 평가는 그만!

네 몸은 네 것이므로, 누구도 네 몸에 대해 마음대로 이야기할 순 없어. 다른 사람의 외모에 관해 이러쿵저러쿵 이야기하는 건 무례한 일이야. 엄마, 아빠, 언니, 사촌, 또래 친구, 또는 낯선 사람이 다른 사람의 몸에 대해 이야기한다면, 이렇게 말하렴. "외모에 대해 이야기하는 건 나빠요. 그만 하세요."

학교에서 이 문장을 매우 유용하게 사용할 수 있을 거야. 사춘기에 다른 친구가 네 몸의 변화에 대해 이야기할 때가 있겠지. 안타깝게도 모두가 다른 사람의 몸을 존중하라고 배우진 않았기 때문에, 네가 가르쳐줘야 해. 다른 사람의 외모에 대해 평가하는 건 나쁜 일이라고 네가 배운 걸 공유해야 해. 이제 넌 자기 몸의 긍정 홍보대사가 된 거야! 하지 말라고 했는데도 누군가 네 몸에 대해 계속 이야기한다면, 신뢰할 수 있는 어른에게 말하고 다음 조치에 대해 도움을 받으렴.

사생활에 대한 권리를 보장받을 것

사춘기가 되면 너의 사생활에 대한 권리를 더 많이 요구해도 좋아. 사생활이란 누구도 네 일기를 읽지 못하게 하는 것, 가끔 방문을 닫고 있는 것, 원할 때 혼자 있겠다고 요구하는 것 등을 뜻해. 성장하는 십 대에게 사생활이 필요하지만, 널 보살피는 사람

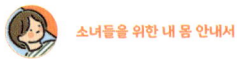
소녀들을 위한 내 몸 안내서

들을 차단하진 말아야 해. 화가 나서 혼자만의 시간이 필요했다면 나중에라도 자신의 감정에 대해 이야기해야 해. 당당한 청년이 되려면 의사소통 능력이 필요하거든. 훌륭한 의사 전달자는 힘든 문제라도 이를 해결하기 위해서 철저히 논의할 수 있는 사람이란다.

또래 압력에 얽매이지 말자

네가 누구인지 배우는 것은 사춘기 성장에서 가장 놀라운 부분 중 하나야. 너는 매일 사랑하는 것과 어리석다고 생각하는 것을 발견할 거야. 음악과 옷, 친구에 대한 취향도 이전과 완전히 다를 수 있어. 너는 매일 점점 더 너다워지고 있어.

 너다워진다는 건 때때로 혼란스러워. 과거와 달라져서 네가 누구이고 무엇을 좋아하는지 정말 모르겠다고 느낄 수 있거든. 네가 정말로 원하지 않는 일인데도 이를 하게끔 보이지 않는 힘을 행사하는 '또래 압력'을 겪을지도 몰라. 또래 친구들이 "모두가 '그 일'을 해", "멋진 애들은 다 '그 일'을 한다고", "정말로 나를 좋아한다면, 정말 내 친구라면, 넌 '그 일'을 할 거야"라고 말하지. '그 일'이란 정말로 가고 싶지 않은 곳에 가거나, 좋아하지 않는 아이에게 홀딱 반했다고 말하거나, 술을 마시거나, 담배를 피우거나, 약물을 하는 것 등 뭐든 될 수 있어.

너를 진심으로 위하는 사람은 네가 원하지 않는 일을 하라고 압력을 가하지 않을 거야. 좋은 친구나 좋은 사람은 그렇게 하지 않아. 몸과 마찬가지로, 너의 사회적인 관심사도 고유한 속도로 변화할 거야. 네가 되고 싶은 사람으로 성장하기까지 충분한 시간이 있어. 너무 빨리 준비할 필요는 없어. 자신에게 진실하고 스스로 최고가 되는 것이야말로 자신을 강하고 똑똑하고 영향력 있는 소녀로 만드는 길이야!

♥ 소셜 미디어에서 안전하게 지내는 법 ♥

거대하고 끝이 없으며 절대 사라지지 않는 것은 무엇일까? 그것은 바로 인터넷이고 네가 인터넷에 올린 게시물이야. 소셜 미디어는 친구와 계속 연락을 주고받을 수 있고, 주말에 친구가 무엇을 하는지 볼 수 있고, 네가 좋아하는 재미있는 얼굴 사진을 올릴 수 있어서 훌륭하지만, 책임감 없이 사용하면 위험할 수 있어. 네가 공유한 웃긴 얼굴 사진을 전 세계 어디서나 누구든지 볼 수 있고, 네가 올린 내용도 영원히 남기 때문이야.

그러니 부모님, 선생님 또는 다른 성인이 보지 않았으면 하는 내용은 인터넷에 올리지 마. 재미로 소셜 미디어를 쓸 수 있지만, 인터넷상에는 안전하지 않은 낯선 사람들이 많아. 따라서 자신의 위치나 개인 정보를 절대로 게시하면 안 되고, 실생활에서 모르는 사람들과 깊은 친구가 되면 안 돼. 혹시라도 온라인에서 만난 사람이 이상하게 느껴지면, 즉시 어른에게 이야기하렴.

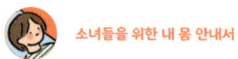 소녀들을 위한 내 몸 안내서

결론

축하해! 사춘기 기차가 종착역에 도착했어! 그동안 네 몸에 대해, 앞으로 수년에 걸쳐 일어날 네 몸의 변화에 대해 배웠어. 사춘기에 대처할 준비가 되었길 바라. 무엇보다 넌 이미 멋진 소녀야. 사춘기가 그 사실을 바꿀 수 없고 바꾸지 않는다는 걸 잊지마. 사춘기는 네가 얼마나 대단한 사람인지 더 확신하도록 도와줄 거야.

다른 사람처럼 될까 봐 또는 다른 사람과 다를까 봐 걱정하지 마. 다르다는 건 아름다운 거야. 너의 성장 여정은 너처럼 고유하고 특별할 거야. 오르막길도 있고 내리막길도 있겠지. 스스로가 강하고 유능하다고 느껴지는 날이 있을 테고, 부담스럽고 심지어 조금 두려운 날도 있을 거야. 괜찮아. 그땐 모두 그러니까. 비범한 성인이 되기 위해 필요한 모든 것이 네 안에 있어.

스스로 자랑스러워하렴. 네 몸에 자부심을 느끼렴. 다가올 수 많은 변화로 네 몸이 어떻게 될지에 대해서도 많이 배웠잖아. 자신을 잘 돌보는 똑똑하고 유능한 소녀가 되기 위해 크게 한 걸음 내디딘 거야. 스스로 최고가 되는 길에 들어섰어. 자, 모두에게 즐거운 사춘기 여행이 되길!

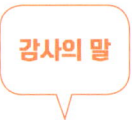

감사의 말

이 책을 쓰면서 사춘기라는 질풍노도의 시기를 좀 더 나은 시간으로 만드는 것은 굉장한 일이었다. 단 한 명의 소녀라도 이 책을 통해 자기 몸을 수치스러워하지 않고 자랄 수 있게 되길 바란다.

뉴질랜드(아오테아로아) 새 공동체의 친절한 배려 덕분에 이 여정이 가능했다. 뉴질랜드에서 지내는 동안 나에게 방을 내주고 조용하고 아름다운 공간을 제공해준 Alina와 Mandy, Rod와 Lyn, Matthew, Brian과 Anna에게 감사를 전한다. 마오리어로 쓰인 책 《pukapuka》를 가르쳐준 Kiterangi Cameron에게도 고맙다. 동영상 채팅과 마르코 폴로 등 마술 같은 기술을 통해 그곳에서 덜 외롭게 지낼 수 있도록 도와준 가족과 친구들에게 말로 다 할 수 없는 고마움을 전한다.

마지막으로, 쉽지만은 않은 세상에서 매일 아침 일어나 자기 사랑을 실천하는 수백만 명의 소녀들에게 감사를 전한다. 사랑한다, 아주아주 격하게 급진적으로!

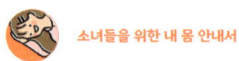

저자에 대하여

소냐 르네 테일러는 사회 정의와 세계의 변화를 위한 기초 도구로서 급진적인 자기 사랑을 실천하고 자기 몸에 권한을 부여하는 디지털 미디어 및 교육 회사 TheBodyIsNotAnApology.com(몸은 사과할 필요가 없다)의 설립자이자 중역이다. 또한 국제 수상 경력이 있는 공연 시인이자 활동가, 연설가 및 혁신적인 리더로서, 전 세계에 걸쳐 활동을 이어가고 있다. 미국, 뉴질랜드, 호주, 영국, 스코틀랜드, 스웨덴, 독일, 브라질, 캐나다와 네덜란드 등에서 활동해왔으며, HBO, BET, MTV, TV One, NPR, PBS, CNN, 옥시즌네트워크, 허핑턴포스트, MSNBC.com, Today.com, Shape.com, 《뉴욕타임즈》, 《뉴욕매거진》, 《보그 오스트레일리아》, 《미즈매거진》 등 다수 매체에서 그의 저작을 보고, 듣고, 읽을 수 있다. 현재 캘리포니아와 뉴질랜드를 오가며 살고 있으며, 세계적으로 영향력 있는 혁신가(체인지메이커)를 위한 에드먼드 힐러리 펠로우십의 창립 회원으로도 활동하고 있다. 저자의 급진적인 자기 사랑 관련 활동은 www.sonyareneetaylor.com와 www.thebodyisnotanapology.com에서 확인할 수 있다.

추천의 말

우리 삶에는 몇 가지 확실한 것이 있는데, 그중 하나가 삶이 변화한다는 것입니다. 온 세상이 끊임없이 변하고 있으며, 지금 우리 몸에서도 그런 변화가 매일 일어나고 있습니다. 소냐 르네 테일러는 사춘기 몸의 변화를 겪고 있는 소녀들을 위해 이 책을 썼습니다. 이런 유의 글은 때때로 진부하고, 치료 목적의 의학적인 내용이기 쉽지만 이 책은 절대 그렇지 않습니다.

여러분은 《소녀들을 위한 내 몸 안내서》에서 사춘기 몸이 경험하는 환상적인 변화에 대해 새롭게 이해하고, 중요하며 실제적인 의료 정보를 얻을 수 있을 겁니다. 소냐는 미처 생각하지 못한 의문이나 궁금했지만 차마 묻지 못한 질문에 친절하게 답을 해줍니다. 또래보다 성장이 빠르게 진행될 때 어떻게 해야 하는지, 이러한 신체 변화가 두렵게 느껴질 때 누굴 찾아야 하는지, 월경을 어떻게 준비해야 하는지 알려줍니다. 소냐는 판단이나 의심 없이 쉬운 언어로 설명합니다.

소냐는 '특정한 몸'을 위해서가 아니라 '모두의 몸'을 위해 노력해왔습니다. 그리고 모든 사람이 자신의 몸을 완전하다고 여기

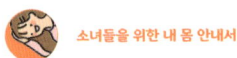

는 것이 당연한 일이 되도록, 더 큰 꿈을 꾸며 지금도 일하고 있습니다. 소냐는 소녀 여러분이 당신 몸의 변화를 이해하고 대처하고 사랑할 수 있도록 도와주려고 이 책을 썼습니다. 몸의 변화 때문에 때론 혼란스럽더라도 사춘기를 신나게 보내라고, 그 시기를 즐기는 것은 여러분에게 달려 있다고 말합니다. 부모, 보호자, 소녀 모두 저자의 목소리에 고개를 끄덕일 것입니다.

- 비앙카 I. 로레아노(미국의 저명한 보건 생식 교육자)

옮긴이의 말

나는 또래 남자아이들보다 머리 하나만큼 더 컸을 정도로 성장이 빨랐다. 사춘기도 빨리 찾아왔는데, 30여 년 전 그때를 떠올리면 지금도 얼굴이 화끈거린다. 당시로는 드물게 초등학교 4학년 때 가슴 발달이 시작됐고, 갑자기 커진 가슴이 불편해서 호시탐탐 언니의 브래지어를 노렸다. 유두가 셔츠에 닿을 때마다 시큰거리던 초등학교 5학년의 어느 날, 언니 브래지어를 하고서 학교에 갔다가 봉변을 당했다. 온 교실 아이들이 내 가슴만 쳐다보았고, 남자아이들이 내 브래지어 끈을 튕기며 놀려대는 바람에 최악의 하루를 보냈다.

그때부터였다. 또래보다 성장 발육이 빠른 내 몸이 싫었다. 중년을 달리는 여자 어른이자 사춘기를 지나는 두 딸을 키우는 엄마로서, 나는 여태 단 한 번도 내 몸을 좋아한 적이 없다. 심지어 딸들이 나를 닮아 성장 발육이 빠르면 어떡하나 전전긍긍했다. 성조숙증을 제대로 알지도 못하면서 벌벌 떨곤 했는데, 예전보다 영양 상태가 좋아진 지금, 딸들의 성장이 나보다 더 빨리 진행되면 어쩌나 걱정스러웠다. 월경을 빨리 시작하면서 키 성장이 일

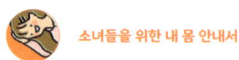

찍 멈추지 않을까 고민도 커졌다.

  그때 만난 소냐의 글은 딸 키우는 엄마의 밑도 끝도 없는 걱정을 덜어주었다. 평소 궁금했던 것들을 시원하게 해결했다. "사춘기는 내 몸에 딱 맞는 시기에 온다, 조금 이르거나 조금 늦어도 괜찮다, 올바른 영양 섭취가 사춘기 시작 시점에 영향을 주고 건강에 해로운 음식을 너무 많이 먹으면 사춘기가 예상보다 빨리 시작되는 성조숙증을 겪을 수 있다, 만 8세 이전에 사춘기 변화를 알아차리면 의사의 진찰을 받고 해결책을 찾으면 된다" 등 이 책은 사춘기 변화의 시기와 대처법을 명확하게 알려주었다.

  무엇보다 이 책의 장점은 '정확한 정보 전달'에 있다. 소냐는 가슴과 배꼽 아래의 변화에서부터 요동치는 마음과 친구 관계의 어려움까지, 사춘기 소녀들이 궁금해할 모든 것을 재미있고 유용하며 바람직한 예를 들어 들려준다. 이해를 돕는 사실적인 그림도 큰 장점이다. 사춘기가 진행되는 원리를 기차 여행에 비유해 받아들이기도 쉬웠다. 호르몬이 사춘기 기차에 탑승하라고 온몸에 신호를 보내면 성장 급등과 가슴 발달이 진행된다. 물론 겨드랑이와 생식기에 털도 난다. 생식기 명칭을 제대로 아는 것부터 시작해 질 분비물과 월경까지 순서대로 여정을 따라가면 어느새 사춘기 종착역에 이른다.

  나는 6학년에 초경을 하고서 생리대 접착제를 살갗에 붙이는 바람에 아찔했던 경험이 있다. 생리대 붙이는 법과 탐폰 넣는 법

등 내 몸에 맞는 생리용품 사용법을 이토록 구체적으로 알려주다니, 이 얼마나 유용한 정보인가? 몸의 변화뿐만이 아니다. 소냐는 친한 언니처럼 제대로 식사하기, 사춘기 감정 관리하기, 친구 관계와 우정의 변화 받아들이기, 사생활 챙기기와 또래 압력에 대처하기 등 사춘기 소녀의 삶에 꼭 필요한 일상의 팁을 조목조목 따뜻하게 알려준다.

 이 책이 내게 준 최고의 메시지는 자기 몸을 사랑하라는 것이다. 소냐의 글을 읽으면서 내 몸에 믿음이 생겼다. 누구보다 나은 몸이란 세상에 없으며, 내 것이기 때문에 내 몸은 특별하다. 다른 사람의 목소리가 아니라 내 몸의 목소리에 귀를 기울여야 한다는 걸 이제는 안다. 내 몸이 조금씩 좋아지기 시작했다. 여성의 몸에 이래라저래라 요구사항이 많고 이렇게 저렇게 되어야 한다는 주문도 많은 이 세상에서, 내 몸의 주인으로서 내 몸을 더욱 사랑하기로 마음먹는다. 비로소 내 딸들의 성장을 여유로운 시선으로 바라보게 되었다. 소냐의 글에는 힘이 있다. 급진적인 자기 몸 사랑을 실천하는 소냐로부터 에너지를 듬뿍 받았다.

 이런 상상을 해본다. 지구상에 몸에 대한 평가가 사라지고 모두가 다른 사람의 몸을 존중한다면 어떨까? 요즘 쟁점이 되는 여성의 몸에 대한 성적 대상화는 물론 외모지상주의가 사라지지 않을까? 더 나아가 인종 문제, 젠더 갈등, 장애와 비장애의 구분 등이 없어지지 않을까? 그러면 이 세상이 좀 더 살기 좋은 곳이

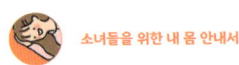

되지 않을까!

  만 8세 이상, 우리나라 나이 열 살 이상의 여자아이라면 이 책을 꼭 읽었으면 좋겠다. 여자아이가 열 살이 되면 이 책을 선물하는 문화가 만들어지면 좋겠다. 신뢰할 수 있는 어른이 되도록 나도 노력할 것이다. "사랑스러운 애들아, 너의 몸을 축하해!"

- 김정은(《가족에게 권하는 인문학》,《엄마의 글쓰기》 저자)

> **용어 해설**

가슴 몽우리 유두 아래 단단한 멍울.

근시 가까운 데 있는 것은 잘 보이고, 먼 데 있는 것은 선명하게 보지 못하는 시력.

나팔관 난자가 난소에서 자궁으로 이동할 때 지나는 한 쌍의 가늘고 긴 관.

난소 난자가 생산되고 저장되는 몸속 주머니 모양의 장기 두 개. 변화의 시작을 알리는 호르몬을 생성한다.

난자 난소에 저장된 알.

또래 압력 또래 친구나 반 친구가 원하지 않는 일을 하도록 요구하는, 보이지 않는 힘.

명상 매일 몇 분 동안 조용히 앉아서 마음을 고요하게 하는 연습.

배란 월경 전에 난소가 난자를 배출하는 현상.

분비물 체내 호르몬 증가로 생성된 점액과 수분의 혼합물.

불면증 잠들기 어렵거나 자는 도중 자주 깨는 현상.

블랙헤드 여드름의 한 형태. 과도한 유분이 땀과 먼지와 섞여 모공을 막아 검은 덩어리가 된 것.

비듬 두피에 각질이 눈에 띄게 나타나는 것.

사춘기 지연 사춘기의 시작을 알리는 일련의 성징들이 평균 시기보다 늦게 나타나는 증세.

사춘기 몸이 성숙해지고 생식기능이 완성되기 시작하는 시기.

성장 급등 청소년기에 팔, 다리, 발, 손이 모두 커지고, 급격히 키가 크고 몸무게가 증가하는 시기.

성장통 성장 급등을 경험할 때 근육, 다리, 허벅지가 아팠다가 안 아팠다가 하는 일반적인 통증과 고통.

성조숙증 몸이 준비되기 전에 사춘기가 먼저 시작된 경우.

에스트로겐 월경뿐만 아니라 다른 신체 기능을 담당하는 호르몬.

여드름 과도한 유분이 땀과 먼지와 섞여 피부 모공을 막아서 염증을 일으킨 것.

외음부 생식기관 중 몸 밖으로 드러나 있는 부분.

요도 입구·요도 음핵 아래 소변이 나오는 작은 구멍.

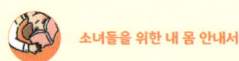
소녀들을 위한 내 몸 안내서

월경 주기적으로 질에서 혈액과 자궁 내벽이 흘러나오는 현상.

월경전증후군 월경이 시작되기 일주일 또는 며칠 전에 경험하는 증상. 민감해지고, 우울하며, 괴롭고, 아랫배가 붓거나 경련을 일으키기도 한다.

유두 유륜의 꼭대기에 도드라져 나온 피부.

유륜 유두 둘레에 있는 거무스름하고 동그란 부분.

음순 외음부 피부 중 두 개의 주름, 안쪽 주름을 소음순, 바깥 주름을 대음순이라 한다.

음핵 음순의 윗부분에 있는 작고 매우 민감한 싹 모양의 피부.

자궁 복부 아래 속이 빈 서양 배 모양의 장기.

질 생식기관 내부로 이어지는 입구와 통로.

척추옆굽음증 척추가 휜 상태.

치구 복부 아래 불룩한 살덩어리. 사춘기 이후 이곳에 음모가 생긴다.

카페인 특정 음식과 음료의 성분으로 잠들기 어렵게 만든다.

칼슘 뼈를 튼튼하게 하는 무기질로, 칼슘이 부족하면 이후 심각한 뼈 질환을 앓을 수 있다.
폐경기 여성이 나이가 들어서 월경이 멈췄을 때.
호르몬 사춘기 변화에 중요한 역할을 하는 체내 화학물질.

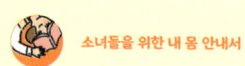
소녀들을 위한 내 몸 안내서

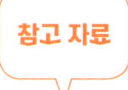

참고 자료

사춘기는 하나의 과정이고 이 책은 그 시작을 돕는다. 이 책에 담은 정보에 더해 사춘기 여정에 도움이 될 만한 자료를 다음과 같이 소개한다.

머리말
책
Wong, Wallace. *When Kathy is Kathy*. Xlibris, 2011.

Herthel, Jessica. *I am Jazz*. Dial Books, 2014.

온라인 자료
Amaze: 성 정체성 질문에 대한 자료를 공유한다.
http://amaze.org/?topic=gender-identity

Trans Youth Equality: 트랜스젠더와 청소년 퀘스처너(성 정체성이나 사회적 성, 성적 지향을 확립하지 못하고 스스로 질문하는 사람)를 위한 자원 및 지원을 공유한다.
www.transyouthequality.org

1장
책
Dunham, Kelli. *The Girl's Body Book: Fourth Edition*. Kennebunkport, Maine: Applesauce Press, 2017.

온라인 자료

BodyPositive: 자기 몸을 긍정하는 방법을 소개한다.
http://www.bodypositive.com/childwt.htm

Center for Young Women's Health(CYWH): 청년여성건강센터(CYWH)는 보스턴 아동병원 내 청소년·청년 의학부서와 부인과의 파트너십이자 교육기관이다. 신중한 연구를 바탕으로 청소년과 청년(여성)에게 건강 정보와 교육 프로그램 및 학회를 제공한다.
https://youngwomenshealth.org

Girls' Health: 건강과 웰빙에 관한 정보를 제공한다. 이 사이트는 월경 시작부터 왕따 근절, 운동과 안전까지 아우르는 수백 가지 주제를 다루고 있다.
https://www.girlshealth.gov/

2장
책

Beaumont, Mary R. *The Hair Book: Care & Keeping Advice for Girls*. Middleton, WI: American Girl Publishing, Inc., 2016.

Taylor, Julia V. and Melissa A. Wardy. *The Body Image Workbook for Teens: Activities to Help Girls Develop a Healthy Body Image in an Image-Obsessed World*. Oakland, CA: Instant Help, 2014.

Zelinger, Laurie and Jennifer Kalis. *A Smart Girl's Guide to Liking Herself, Even on the Bad Days*. Middleton, WI: American Girl Publishing, Inc., 2012.

온라인 자료

Association for Size Diversity and Health(ASDAH): 신체 사이즈 다양성과 건강을 위한 협회(ASDAH)는 '모든 신체 사이즈의 건강'이라는 원칙을 실천하는 비영리 조직이다. 몸무게로 차별받는 일이 없고, 건강과 웰빙을 위한 지원에 접근하는 데

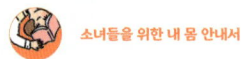

억압받는 공동체가 없으며, 체형과 사이즈에 상관없이 모든 신체를 환영하는 세계를 지향한다.

https://www.sizediversityandhealth.org

<u>유튜브 영상</u>

Shawntas Way YouTube Channel: 생머리 기르는 법, 어린 소녀의 생머리에 보습하고 트위스트 아웃(머리 모양의 한 종류) 하는 법, 만 7세 머리 모양 등의 정보를 제공한다.

https://www.youtube.com/channel/UCvM7efGeikAsDnsBr3MmL5g

Supa Natural YouTube Channel: 전문가처럼 박스 브레이즈(머리 모양의 한 종류) 하기, 삼각형 머리 땋기, 4c 머리(머리카락 종류)를 위한 빠르고 쉬운 머리 모양 등의 정보를 제공한다.

https://www.youtube.com/channel/UCvmHAtsWzrtHAaCQF8AoDHQ

3장
책

Jukes, Mavis. *Growing Up: It's a Girl Thing: Straight Talk about First Bras, First Periods, and Your Changing Body*. New York: Alfred A. Knopf, 1998.

4장
책

Lavender, Missy, Jenifer Donatelli Ihm, and Jan Dolby. *Below Your Belt: How to Be Queen of Your Pelvic Region*. Chicago, IL: Women's Health Foundation, 2015.

Metten, Shelley. *I'm a Girl: My Changing Body*. Anatomy for Kids, LLC, 2013.

5장
책
Gravelle, Karen. *The Period Book: A Girl's Guide to Growing Up*. New York: Bloomsbury USA Childrens, 2017.

온라인 자료
Always Period Calendar: 월경 추적 도구를 사용하면 향후 수개월 동안 월경주기를 계획할 수 있다.
https://always.com/en-us/period-calculator

MagicGirl: 8~12세 청소년 여성을 위한 초경 추적 애플리케이션
https://magicgirl.me

Natural and Reusable Pads: 다회용 생리대를 판매하는 곳이 많다. 자신에게 가장 적합한 방법을 조사하는 것에서 시작해야 한다. 모든 신체는 다르기 때문에, 네 몸에 가장 잘 맞는 생리대를 찾아야 한다!
New Moon Pads: https://www.newmoonpads.com
Homestead Emporium: http://homesteademporium.com
LunaPads: https://lunapads.com
Party In My Pants: https://partypantspads.com

6장
책
Maring, Therese K. and Brenna Hansen. *A Smart Girl's Guide: Sports & Fitness: How to Use Your Body and Mind to Play and Feel Your Best*. Middleton, WI: American Girl, 2018.

온라인 자료
Girls on the Run: 모든 소녀가 무한한 잠재력을 알고 행동에 옮기며, 대담하고 자유롭게 자신의 꿈을 추구할 수 있는 세상을 만들기 위해 공헌하는 비영리단체다. 소녀

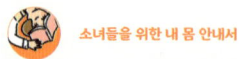
소녀들을 위한 내 몸 안내서

들에게 영감을 주고, 동기부여해주며, 평생 건강과 체력 단련을 장려하고, 성취를 통해 자신감을 세우는 일련의 미션을 통합하는 용어로 '러닝(Running)'을 사용했다.
https://www.girlsontherun.org

7장
책

Flynn, Lisa. *Yoga for Children*. Avon, MA: Adams Media, 2013.

Grossman, Laurie. *Master of Mindfulness: How to Be Your Own Superhero in Times of Stress*. Oakland, CA: New Harbinger Publications, Inc., 2016.

Madison, Lynda and Masse Josee. *The Feelings Book: The Care and Keeping of Your Emotions*. Middleton, WI: American Girl, 2013.

Snel, Eline. *Sitting Still Like a Frog: Mindfulness Exercises for Kids*. Boston, MA: Shambhala Publications, Inc., 2013.

온라인 자료

KidsHealth: 혼란스러움, 슬픔, 화남, 기쁨 등 여러 감정에 대해 배우고 이러한 감정을 다루는 방법에 대해 알 수 있다.
http://kidshealth.org/en/kids/feeling

유튜브 영상

Mindfulness: 명상과 마음 챙김을 위한 훌륭한 자료가 많다. 다음 유튜브 동영상으로 시작하자.

Fablefy Living Mindfully: 십 대 청소년과 성인을 위한 몸 살피기 명상·어린이를 위한 마음 챙김
https://www.youtube.com/watch?v=X462QPGZQt4

Fablefy Living Mindfully: 3분 몸 살피기 명상
https://www.youtube.com/watch?v=ihwcw_ofuME

Meditation Channel: 어린이를 위한 호흡 명상
https://www.youtube.com/watch?v=CvF9AEe-ozc

GoZenOnline: 마음을 챙기는 시간-어린이를 위한 마음 챙김 명상 짧게 연습하기
https://www.youtube.com/watch?v=ZME0JKiweL4

GoZenOnline: 몸 살피기 명상
https://www.youtube.com/watch?v=aIC-Io441v4

8장

<u>유튜브 영상</u>
Blue Seat Studios YouTube Channel: 어린이를 위한 동의(Consent for Kids)
https://www.youtube.com/watch?v=h3nhM9UlJjc

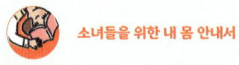

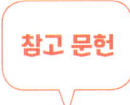

1장

〈사춘기에 대한 모든 것〉, KidsHealth. Nemours Foundation. 2015년 10월 최종 업데이트.
http://kidshealth.org/en/kids/puberty.html.

Cooke, Kaz. *Girl Stuff 8-12*. Penguin eBooks, 2016.

Shroff, Amita. 〈소녀와 사춘기〉, WebMD. WebMD, LLC. 2016년 3월 20일.
https://teens.webmd.com/girls/facts-about-puberty-girls#2.

〈가슴 몽우리가 생길 때 예상해야 할 일들〉, Girlology & Guyology.
www.girlology.com/what-expect-when-your-breasts-bud. 2018년 1월 24일 접속.

〈세계 인구 통계 프로필 2018〉, Index Mundi, 2018년 1월 20일.
www.indexmundi.com/world/demographics_profile.html.

〈세계 인구 전망 2017〉, United Nations.
https://esa.un.org/unpd/wpp. 2018년 1월 24일 접속.

2장

〈치아 교정기가 필요한 5가지 신호〉, 1st Family Dental.
https://1stfamilydental.com/5-signs-may-need-braces. 2018년 1월 24일 접속.

〈소녀를 위한 사춘기 일정표〉, Girlology & Guyology.
https://www.girlology.com/puberty-timeline-girls. 2018년 1월 24일 접속.

〈인간은 평균 590마일의 털이 자라며 35톤의 음식을 먹습니다… 놀라운 통계〉, Daily Express. 2013년 10월 17일.
www.express.co.uk/news/weird/437344/Average-human-grows-590-miles-of-hair-and-eats-35-tons-of-food-AMAZING-human-stats.

Burhenne, Mark. 〈치태란 무엇이며 왜 해로운가?〉, Ask the Dentist.
https://askthedentist.com/what-is-plaque. 2018년 1월 24일 접속.

〈칼슘〉, Center for Young Women's Health. 2017년 1월 5일 최종 업데이트.
https://youngwomenshealth.org/2013/10/17/calcium.

Dahl, Andrew A. 〈눈 질환과 상태〉, MedicineNet.com. 2009년 9월 17일.
https://www.medicinenet.com/image-collection/nearsightedness_picture/picture.htm.

Eddis, Yolanda. 〈십 대를 준비하는 어린이의 구강 건강〉, Colgate. Colgate-Palmolive Company.
www.colgate.com/en-us/oral-health/life-stages/teen-oral-care/oral-health-in-children-as-they-become-teenagers-0913. 2018년 1월 24일 접속.

〈Genetics Home Reference〉, U.S. National Library of Medicine. 2018년 1월 23일.
https://ghr.nlm.nih.gov/primer/basics/gene.

Grayson, Charlotte E. 〈근시〉, MedicineNet.com. WebMD Medical Reference.
https://www.medicinenet.com/myopia/article.htm. 2018년 1월 24일 접속.

〈성장통〉, Women's and Children's Health Network. Government of South Australia.
2017년 7월 13일.

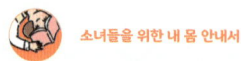
소녀들을 위한 내 몸 안내서

http://www.cyh.com/HealthTopics/HealthTopicDetails.aspx?p=114&np=304&id=1520.

Hirsch, Larissa. 〈치아 교정기 기초〉, KidsHealth. Nemours Foundation. 2016년 3월. http://kidshealth.org/en/parents/braces.html.

〈햇볕을 얼마나 쬐어야 할까?〉, SunSmart. Cancer Council Victoria. www.sunsmart.com.au/uv-sun-protection/how-much-sun-is-enough. 2018년 1월 24일 접속.

Konie, Robin. 〈몸에 지방이 필요한 이유〉, Thank Your Body. www.thankyourbody.com/why-your-body-needs-fat/. 2018년 1월 24일 접속.

Lamb, Philina. 〈건강검진〉, UC Davis Health. www.ucdmc.ucdavis.edu/welcome/features/20090909_teen_acne. 2018년 1월 24일 접속.

Matz, Judith. 〈부모가 자녀의 몸무게에 대해 저지르는 일반적인 실수 아홉 가지〉, The Body Is Not an Apology. 2017년 11월 11일. https://thebodyisnotanapology.com/magazine/9-common-mistakes-parents-make-about-their-kids-weight.

〈손톱 관리: 손질 및 매니큐어와 문제들〉, Sutter Health. Palo Alto Medical Foundation. www.pamf.org/teen/health/skin/nails.html. 2018년 1월 24일 접속.

Page, Max. 〈수염 난 여성은 왕따를 이겨내고, 얼굴에 난 털이 자신을 '아름답게' 만든다고 말했다〉, Popdust. 2014년 2월 19일. www.popdust.com/bearded-woman-beats-the-bullies-says-facial-hair-makes-her-feel-beauti-1889836686.html.

〈사춘기: 청소년 여성〉, Stanford Children's Health. www.stanfordchildrens.org/en/topic/default?id=puberty-adolescent-female-

90-P01635. 2018년 1월 24일 접속.

〈피부 관리를 위한 팁〉, KidsHealth. Nemours Foundation.
http://kidshealth.org/en/teens/skin-tips.html. 2018년 1월 24일 접속.

Quinn, Jessie. 〈십 대와 피부 관리: 사춘기가 피부에 미치는 영향〉, Skincare. L'Oreal USA. 2016년 6월 24일.
www.skincare.com/article/teens-skin-care-how-puberty-can-affect-your-skin.

Shroff, Amita. 〈소녀와 사춘기〉, WebMD. WebMD, LLC. 2016년 3월 20일.
https://teens.webmd.com/girls/facts-about-puberty-girls#1. 2018년 1월 24일 접속.

Stoppler, Melissa C. 〈사춘기〉, MedicineNet.com. MedicineNet. 2016년 8월 1일.
www.medicinenet.com/puberty/article.htm.

〈땀과 냄새〉, Women's and Children's Health Network. 2016년 12월 12일.
www.cyh.com/HealthTopics/HealthTopicDetailsKids.aspx?p=335&np=289&id=3049

〈척추옆굽음증이란 무엇인가?〉, KidsHealth. Nemours Foundation.
http://kidshealth.org/en/teens/scoliosis.html. 2018년 1월 24일 접속.

3장

〈가슴 몽우리가 생길 때 예상해야 할 일들〉, Girlology & Guyology.
www.girlology.com/what-expect-when-your-breasts-bud. 2018년 1월 24일 접속.

4장

Fsuyker [Mirella Di Persio]. 〈청소년 여성이 알아야 할 첫 질 분비물〉, The Healthy Vagina. Multi-Gyn. 2014년 1월 9일.
www.healthyvagina.com/?p=758.

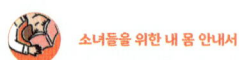

〈질 분비물이란 무엇인가?〉, KidsHealth. Nemours Foundation. 2015년 1월 최종 업데이트.
http://kidshealth.org/en/kids/discharge.html.

5장
〈월경의 모든 것〉, TeensHealth. Nemours Foundation.
http://kidshealth.org/en/teens/menstruation.html#. 2018년 1월 24일 접속.

〈팬티라이너 FAQs.〉, U by Kotex. Kimberly-Clark Worldwide, Inc.,
www.ubykotex.com.au/femcare-products/liners/faqs. 2018년 1월 24일 접속.

〈Lunapads〉. Lunapads.com. 2018년.
https://lunapads.com. 2018년 1월 24일 접속.

〈MacMillen〉, Hayley. 〈달이 월경에 영향을 미치나?〉, Refinery29. 2016년 6월 20일.
http://www.refinery29.com/2014/07/71005/full-moon#slide-5.

〈자궁의 의학적 정의〉, MedicineNet.com. MedicineNet. 2016년 5월 13일.
www.medicinenet.com/script/main/art.asp?articlekey=5918.

〈생리대와 탐폰〉, KidsHealth. Nemours Foundation. 2014년 1월 최종 업데이트.
http://kidshealth.org/en/kids/pads-tampons.html.

Sargis, Robert M. 〈난소의 개요〉, EndocrineWeb. Vertical Health, 2015년 4월 8일.
https://www.endocrineweb.com/endocrinology/overview-ovaries.

〈첫 탐폰 사용기〉, Center for Young Women's Health, Boston Children's Hospital. 2016년 7월 25일.
https://youngwomenshealth.org/2012/09/27/tampons.

〈딸에게 초경을 이야기할 때〉, Sofy. Unicharm Corporation.
https://in.sofyclub.com/en/advice/forparents/05.html. 2018년 1월 24일 접속.

Winters, Leigha. 〈탐폰〉, Sutter Health. Palo Alto Medical Foundation. 2013년 10월 최종 검토.
www.pamf.org/teen/health/femalehealth/periods/tampons.html.

〈(십 대를 위한) 초경〉, Frequently Asked Questions Especially for Teens. American College of Obstetricians and Gynecologists, 2015년 5월.
www.acog.org/Patients/FAQs/Your-First-Period-Especially-for-Teens#menstrual.

6장

Adams, Lawrence. 〈영양이 사춘기에 영향을 미치나?〉, Livestrong.com. Leaf Group Ltd. 2017년 6월 13일.
www.livestrong.com/article/540730-does-nutrition-affect-puberty.

Bordessa, Kris. 〈소파에서 벗어나기 놀이 18가지〉, Parenting. com. Meredith Corporation.
http://www.parenting.com/gallery/18-fun-active-indoor-activities?page=9. 2018년 1월 27일 접속.

Brittney, Lynn. 〈십 대 청소년의 알레르기 문제〉, SafeKids. 2012년 5월 13일.
www.safekids.co.uk/teenagersallergyproblems.html.

Carter, Kevin A., Nathanael E. Hathaway, and Christine F. Lettieri. 〈어린이 수면 장애〉, American Family Physician 89, no. 5 (2014): 368-77.
https://www.aafp.org/afp/2014/0301/p368.pdf. 2018년 1월 27일 접속.

DeCesare, Leah. 〈8~12세 어린이와 십 대 청소년을 위한 수면 팁〉, Mother's Circle, LLC.

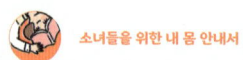

http://motherscircle.net/6-sleep-tips-for-tweens-and-teens. 2018년 1월 27일 접속.

〈일반적인 수면 문제〉, KidsHealth. Nemours Foundation. 2014년 8월 최종 검토. http://kidshealth.org/en/teens/sleep.html.

〈안전하게 운동하기〉, Women's and Children's Health Network. Government of South Australia. 2017년 10월 23일.
www.cyh.com/HealthTopics/HealthTopicDetailsKids.aspx?p=335&np=285&id=1455.

Fader, Anna. 〈어린이를 움직이게 하는 운동게임과 실내 활동 스물다섯 가지〉, Mommy Poppins. 2016년 2월 17일.
https://mommypoppins.com/newyorkcitykids/25-exercise-games-indoor-activities-for-kids.

Friedlander, Whitney. 〈사춘기 어린이를 위한 영양〉, Mom.me. Whalerock Digital Media LLC. 2012년 12월 6일.
https://mom.me/lifestyle/4907-nutrition-kids-during-puberty.

Henderson, Laura W. 〈사춘기를 위한 음식과 비타민〉, Livestrong.com. Leaf Group Ltd. 2017년 10월 3일.
https://www.livestrong.com/article/112085-physical-development-adolescence.

Holecko, Catherine. 〈사춘기 체력 단련〉, Verywell.com. Very Well Family. 2017년 12월 21일 최종 업데이트.
www.verywell.com/fitness-during-puberty-1257328.

Stang, Jamie, and Mary Story. *Guidelines for Adolescent Nutrition Services*. Center for Leadership, Education and Training in Maternal and Child Nutrition, Division of Epidemiology and Community Health, School of Public Health. University of Minnesota, 2005.

〈8~12세 어린이 수면 실제〉, Family Education. Sandbox Networks, Inc. https://www.familyeducation.com/life/preteen-tween-sleep/tween-sleep-facts. 2018년 1월 27일 접속.

7장

〈감정 관리 팁〉, Lil-Lets Teens. Lil-Lets UK Limited. http://www.becomingateen.co.uk/advice-blog/articles/managing-your-emotions. 2018년 1월 27일 접속.

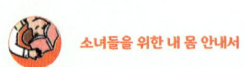
소녀들을 위한 내 몸 안내서

찾아보기

ㄱ

가공식품 107
가슴 몽우리 21, 29, 54~56
가슴 발달 1단계 54, 57
가슴 발달 2단계 54, 55
가슴 발달 3단계 56
가슴 발달 4단계 57
가슴 발달 5단계 57
감각 17
감정 17, 19, 125~128, 132, 138
근시 47, 48
기분 관리 126~128

ㄴ

나팔관 83, 85
난소 83~85
난자 83~85
노란색 음식
눈 27, 33, 46, 47

눈 화장 47

ㄷ

다이어트 34, 37
단백질 108, 109
단순포진 바이러스 42
담배 119, 120, 141
대음순 70, 71
독성쇼크증후군 99
돌기 38, 41
동의 139
땀 억제제 43
또래 압력 141

ㅁ

매니큐어 49
면도 22, 37, 38, 72
명상 127, 128

모공 39
몸 움직이기 게임 113
몸의 냄새 38
무지개 식단 106, 107

ㅂ

바이러스 41, 42
박테리아 38, 39, 43, 45, 48, 89, 95
발 관리 48
방취제 43
배란 84
보라색 음식 106
분비물 16, 76
불면증 121
브래지어 60~65
블랙헤드 39, 48
비듬 36
비타민 88, 106, 109
비타민 D 40
빨간색 음식 106

ㅅ

사마귀 41, 42
사생활 140
사춘기 지연증 58

생리대 88~94, 100
생리컵 91, 92
생식기 15, 16, 69, 70, 72, 75, 77
생식기관 70, 73, 82, 84
생식기능 14
섬유질 88
성장 급등 21, 28, 29, 31, 117
성장통 29
성조숙증 58, 105
소셜 미디어 142
소음순 70
소프트 컵 브래지어 62, 63
술 119, 120, 141
스포츠 브래지어 61, 62
시력 47, 106

ㅇ

아연 108
아침 식사 108
알레르기 49, 109, 110
약물 119, 120, 141
에스트로겐 57, 84
여드름 16, 29, 38, 39, 41, 48
엽산 108
영양 105, 107, 119
와이어 브래지어 63

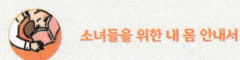

외음부 15, 69~71, 77
요도 73, 74
우정 129, 132, 138
운동 18, 29, 61, 88, 94, 112~115, 119, 127
월경 16, 21, 22, 29, 57, 74, 76, 81, 84~91, 99~101, 138
월경주기 16, 23, 75, 84, 85, 89, 99, 101
월경전증후군 88
월경 키트 99, 100
월경혈 16, 73, 84, 86, 89~92, 94, 95, 98
유두 21, 54, 60, 62
유륜 21, 54
유전자 27, 28, 31~33, 35, 59, 87
음모 29, 36, 37, 69~73
음순 70, 73, 96, 98
음식 알레르기 109
음핵 73, 74
인유두종 바이러스 41
입술 포진 42

ㅈ

자궁 83~85, 87, 88, 101
잠 29, 116~119, 121, 127

젖샘 54, 56
제모 22, 37
주황색 음식 106
지방 32, 33, 107
질 73~75, 77, 83, 85, 91, 94, 96~99
질 분비물 16, 74~77, 86, 93

ㅊ

채식주의자 109, 110
척추옆굽음증 30
철분 88, 108
초록색 음식 103
치구 15, 37, 70, 71
치석 45
치아 클리닝 45
치아 교정기 45, 46
치태 45

ㅋ

카페인 118
칼슘 31, 88

ㅌ

탐폰 89~92, 94~100
털 15, 16, 21~23, 33, 35~38, 69, 71, 72

ㅍ

파란색 음식 106
팬티라이너 77, 93
퍼스트 브래지어 61
폐경기 75
프로게스테론 84
피어싱 46, 47, 49

ㅎ

호르몬 15, 17, 20, 21, 23, 37, 39, 57, 74, 84, 105, 109, 116, 117, 125, 126
화장 47
하얀색 음식 106

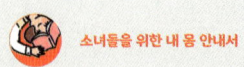

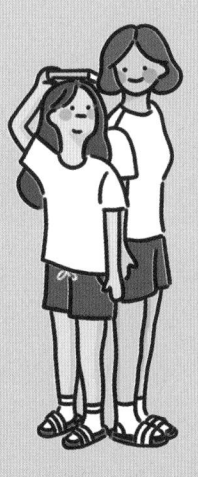

소녀들을 위한 내 몸 안내서

1판 1쇄 발행일 2019년 5월 20일
1판 12쇄 발행일 2024년 4월 15일

지은이 소냐 르네 테일러
옮긴이 김정은

발행인 김학원
발행처 (주)휴머니스트출판그룹
출판등록 제313-2007-000007호(2007년 1월 5일)
주소 (03991) 서울시 마포구 동교로23길 76(연남동)
전화 02-335-4422 **팩스** 02-334-3427
저자·독자 서비스 humanist@humanistbooks.com
홈페이지 www.humanistbooks.com
유튜브 youtube.com/user/humanistma **포스트** post.naver.com/hmcv
페이스북 facebook.com/hmcv2001 **인스타그램** @humanist_insta

편집주간 황서현 **편집** 최윤영 박민영 **디자인** 유주현 **일러스트** 금요일(@friday412)
용지 화인페이퍼 **인쇄** 삼조인쇄 **제본** 해피문화사

한국어판 ⓒ (주)휴머니스트출판그룹, 2019
ISBN 979-11-6080-255-9 73510

- 이 책은 저작권법에 따라 보호받는 저작물이므로 무단 전재와 무단 복제를 금합니다.
- 이 책의 전부 또는 일부를 이용하려면 반드시 저자와 (주)휴머니스트출판그룹의 동의를 받아야 합니다.